Christian Seifert
mit Dorita Plange

»Ich habe Nanobomben unter der Haut«

Der ganz normale Wahnsinn aus der Notrufzentrale 112

riva

Bibliografische Information der Deutschen Nationalbibliothek
Die Deutsche Nationalbibliothek verzeichnet diese Publikation in der Deutschen Nationalbibliografie. Detaillierte bibliografische Daten sind im Internet über http://dnb.d-nb.de abrufbar.

Für Fragen und Anregungen
info@rivaverlag.de

1. Auflage 2019

Nymphenburger Straße 86
D-80636 München
Tel.: 089 651285-0
Fax: 089 652096

Bei diesem Titel handelt es sich um die aktualisierte Neuausgabe des 2013 erschienenen Buches *Notruf 112*.

Redaktion: Caroline Kazianka, München
Umschlaggestaltung: Maria Wittek, München
Umschlagabbildung: unter Verwendung von Motiven von iStockphoto und Shutterstock
Satz: Georg Stadler, München; Andreas Linnemann, München
Druck: CPI books GmbH, Leck
Printed in Germany

ISBN Print 978-3-7423-0740-8
ISBN E-Book (PDF) 978-3-7453-0628-6
ISBN E-Book (EPUB, Mobi) 978-3-7453-0629-3

»Die Feuerwehr. Der Rettungsdienst. Grüß Gott!«

Würden Sie mitten in der Nacht den Feuerwehrnotruf 112 anrufen, weil Sie plötzlich nicht mehr wissen, wie man einen Heizkörper abdreht? Nein, das würden Sie wohl nicht. Weil Sie denken, dass man die Disponenten der Münchner Berufsfeuerwehr, die den Notruf 112 bedienen, mit solchen Lappalien nicht belästigen darf. Für eine alte Dame jedoch war genau das eines Nachts ein Riesenproblem. Und darum tat sie – aus ihrer Sicht – genau das Richtige. Sie wählte den Notruf 112 und bat um Hilfe. Die bekam sie auch. Denn genau dafür sind wir da. Für die großen und die kleineren Nöte der Bürger dieser Stadt. Es muss nicht erst die Küche in Flammen stehen, der Kollege mit einem Herzinfarkt umfallen, die Stromversorgung der halben Stadt zusammenbrechen oder Säure im Keller auslaufen. Wir löschen mit der gleichen Selbstverständlichkeit auch Papierkörbe, suchen verschollene Oktoberfest-Gäste, retten Betrunkene aus den unmöglichsten Situationen, fangen Enten, Eichhörnchen und Waschbären, beruhigen kleine Kinder und hysterische Mütter, sprechen notfalls alle Sprachen dieser Welt und lenken ganz nebenbei noch den gesamten Rettungsdienst einer Großstadt.

Es war mir wahrlich nicht in die Wiege gelegt, eines Tages Lagedienstführer in einer der größten Integrierten Leitstellen Deutschlands zu werden. Weder mein Großvater noch mein Vater, nicht einmal ein entfernter Verwandter hatten sich jemals in der Freiwilligen Feuerwehr unserer Kleinstadt engagiert. Ich jedoch, der kleine Christian, schlug da irgendwie aus der Art. Solange ich denken kann, träumte ich davon, endlich zwölf Jahre alt zu werden und der Jugendfeuerwehr meiner Heimatstadt Erding beitreten zu dürfen.

Der große Tag kam – und ich weinte. Quasi über Nacht war nämlich das Eintrittsalter von zwölf auf 14 Jahre hochgesetzt worden. Und ich war wieder draußen. Meine Mama jedoch konnte das heulende Elend nicht lange mitansehen und ließ ihre Beziehungen spielen. Der Erdinger Löschmeister Fritz P. legte schließlich beim Kommandanten ein gutes Wort für mich ein. Und so kam der 6. November 1978, ein Montagabend. Ich werde ihn nie vergessen. Mein erster Übungsabend! Thema: tragbare Feuerlöscher. Auf dem Heimweg platzte ich fast vor Stolz.

Mein Sohn Leonhard war, seitdem er elf Jahre alt wurde – genauso wie ich seinerzeit – nicht mehr zu halten. Hartnäckig nervte er monatelang den Erdinger Feuerwehrkommandanten, bis er ihm schließlich das Versprechen abgeknöpft hatte, ihn im zwölften Lebensjahr mitmachen zu lassen. Leonhard wurde am 1. Januar 2013 stolzes Mitglied der Jugendfeuerwehr Erding und ist nach wie vor in der Freiwilligen Feuerwehr aktiv – ich erkenne mich in ihm wieder.

Die Feuerwehr bestimmt mein Leben und das meiner Familie. Auch meine Ehefrau Petronilla arbeitet als Disponentin in der Integrierten Leitstelle Erding. Unsere Tochter Veronika zeigt hingegen wenig Blaulichttendenzen, allerdings bleibt sie der Familientradition treu und möchte Hebamme werden.

Im ursprünglichen Beruf bin ich Feinmechaniker. Doch ich habe nie bereut, dass ich 1989 zur Flughafenfeuerwehr München-Riem wechselte und 1991 von dort den Sprung zur Berufsfeuerwehr München machte. Sieben glückliche Jahre lang sammelte ich wertvolle Berufserfahrungen auf der schönsten Münchner Feuerwache, mittendrin im lebendigen Studenten- und Künstlerviertel Schwabing. Doch ich wollte weiter, machte meinen Hauptbrandmeister und fand mich – zunächst unfreiwillig – 1998 als Disponent in der neuen Integrierten Leitstelle wieder.

Der Anfang dort war sehr schwierig. Wir kämpften mit der neuen Technik, alle litten unter geradezu unverantwortlich langen Dienstzeiten. Es gab Momente, in denen ich mich fragte, wie lange ich das noch durchhalten würde. All das ist glücklicherweise längst Geschichte.

Tag für Tag, Nacht für Nacht, 365 Tage im Jahr und natürlich rund um die Uhr sind wir Disponenten der Integrierten Leitstelle für die

Bürger zu sprechen. Etwa 3000 Münchner vom Greis bis zum Kind wählen jeden Tag den Notruf 112. Und nie weiß man, was sich hinter dem nächsten Anruf verbirgt. Vielleicht ist es nur eine kurze Anfrage, vielleicht steckt jemand im Aufzug fest oder ein Spaßvogel testet unsere Schlagfertigkeit. Doch es könnte sich genauso gut um ein ernst zu nehmendes medizinisches Problem, einen Unfall, ein Kind in Lebensgefahr oder ein Feuer im Hochhaus oder in der U-Bahn handeln. Wir wissen es nie. Und genau das macht unsere Arbeit so spannend, sehr anstrengend und zuweilen wirklich nervenzerfetzend. An dieser Stelle muss ein großes Dankeschön ausgesprochen werden. Nämlich an alle Kollegen, ohne deren Mithilfe dieses Buch so wohl nicht entstanden wäre.

Folgen Sie mir also nun in unseren Hochsicherheitstrakt auf der Münchner Feuerwache 3, in den Außenstehende keinen Zutritt haben und selbst offizielle Besuchergruppen sich meist mit einem Blick durch die Glasscheibe zufriedengeben müssen. Nehmen Sie Platz und wundern Sie sich bitte über gar nichts mehr. Denn jetzt geht es los: »Die Feuerwehr. Der Rettungsdienst. Grüß Gott!«

Notruf aus der Winternacht

Sie kämpft mit der Panik. Ihr Atem jagt. Die Angst in der Stimme der jungen Frau ist unüberhörbar. Und dazu hat sie jeden Grund, wie sich gleich erweisen wird.

»Die Feuerwehr. Der Rettungsdienst. Grüß Gott!.«

»Ja … Hallo … Mein Name ist Tausend, Regina Tausend. Ich habe mich verlaufen. Ich liege im Gebüsch und kann nicht mehr aufstehen. Ich glaube, ich habe mir was gebrochen …«

In einer halbwegs lauen Nacht hätte mich das noch nicht weiter aufgeregt. Doch das hier ist ein eisiger Münchner Februarnachmittag. Bitterkalt bei Dauerfrost und einsetzender Dämmerung mit leichtem Schneefall. Und Regina setzt gleich noch einen drauf:

»Sie müssen wissen, ich bin nämlich Marcumar-Patientin. Ich habe Angst, dass ich verblute.«

Marcumar – ein blutgerinnungshemmendes Mittel für Schlaganfall- und Herzinfarktpatienten. Oha. Diese erst 23-jährige Frau hat in der Vergangenheit anscheinend mehrere ernsthafte gesundheitliche Probleme gehabt. Und Probleme habe ich jetzt auch. Denn Regina Tausend hat zu diesem Zeitpunkt keine Ahnung mehr, wo genau sie sich befindet. Bereits gegen 15.30 Uhr war sie mit ihrem Hund zu einem Spaziergang auf einem 200 Hektar großen ehemaligen Militärgelände im Münchner Norden aufgebrochen. Unterwegs hatte sie plötzlich kurzfristig das Bewusstsein verloren. Als sie wieder erwachte, war sie völlig orientierungslos in die falsche Richtung gelaufen und in immer unwegsameres Gelände geraten, wo sie schließlich schwer stürzte.

Die Uhr in der Leitstelle zeigt 17.42 Uhr. Es sind seither also schon über zwei Stunden vergangen.

»Können Sie aufstehen?«

»Nein.«

»Können Sie etwas sehen oder hören? Vielleicht Lichter, Häuser oder Straßenlärm?«

»Nein. Hier ist nichts.« Pause. Und dann: »Es ist so kalt … Ich habe echt Angst.« Ihre Stimme zittert. Regina weint jetzt. In solchen besonderen Fällen spreche ich die Patienten bewusst mit dem Vornamen an, um ein wenig persönliche Nähe und Vertrauen herzustellen. »Regina, wir werden Sie finden. Seien Sie ganz ruhig. Wir sind bald bei Ihnen.«
»Ja. Aber bitte beeilt euch.«
Aber klar doch. Ich gebe die letzte Adresse ein, an die sich Regina erinnern kann: Am Kiefernwald. Der Kartenausschnitt im Grafikbildschirm ist in diesem Fall keine große Hilfe. Direkt hinter diesem Straßenzug beginnt das riesige Heide- und Waldgelände. Unmöglich abzuschätzen, in welche Richtung die Frau gelaufen sein könnte. Ich hebe die Hand. Das ist das Signal für die Kollegen um mich herum, dass ich jetzt Unterstützung brauche.
Einer kümmert sich sofort um die Einweisung eines Rettungswagens. Der andere organisiert schon die Handyortung durch den Lagedienst. Wegen des Datenschutzes und der Missbrauchsgefahr darf die Handyortung nur von dem diensthabenden Verantwortlichen durchgeführt werden. Nach zwei Minuten erscheint das Telefonsymbol im roten Kreis – das Zeichen dafür, dass die Handyortung abgeschlossen ist. Ich bin gespannt. Manchmal klappt es auf 80 Meter genau. Wenn es aber blöd läuft, sind es auch mal vier Kilometer. Immerhin: Reginas Handy lässt sich auf einen Radius von etwa einem Kilometer eingrenzen. Immer noch viel zu ungenau für ein derart unübersichtliches Gelände. Die Kollegen im Rettungswagen und kurz darauf noch zwei weitere Fahrzeuge der Berufsfeuerwehr kreisen bereits mit Blaulicht und Signal durchs mutmaßliche Zielgebiet.
Neuer Versuch: »Regina, hören Sie Sirenen oder sehen Sie Blaulicht?« Schweigen. Ich balle gespannt die Faust, hoffe auf das allseits vertraute Hintergrundgeräusch.
»Nein. Ich hör nichts …«
Stattdessen erschreckt sie mich mit der Eröffnung, dass ihr Handyakku schwach wird. Nur noch zwei Balken. Ihre Stimme klingt verdäch-

tig leise und verwaschen. Auch das noch. Halt durch, Mädchen. Und schlaf mir jetzt bloß nicht ein.
»Regina, wie heißt eigentlich Ihr Hund? Haben Sie Kinder? Was machen Sie beruflich?«
Die Antworten sind mir völlig egal. Regina soll nur reden, muss beschäftigt werden.
Funkruf von den Kollegen vor Ort: »Es ist stockfinster. Wir haben keine Chance, hier draußen jemanden zu finden.«
Genau das hatte ich befürchtet.
An diesem Punkt kann nur noch ein Hubschrauber helfen. Nach Möglichkeit einer mit Wärmebildkamera. Diese Ausstattung hat in München aber nur die Polizei. Also Anruf bei der Hubschrauberstaffel, Rückfrage bei der Polizeieinsatzzentrale. Kurze Klärung der Situation. Und dann die Entscheidung, dass der Hubschrauber uns nach Abklärung der Wetterlage unterstützen wird.
Die Uhr tickt. Und Reginas Leben hängt allmählich am seidenen Faden. Doch meine Sorge darf sie jetzt nicht bemerken.
»Passen Sie auf, Regina. Wir müssen jetzt unser Gespräch beenden, damit wir Ihren Handyakku schonen und die Hubschrauberbesatzung Sie telefonisch erreichen kann. Haben Sie das verstanden?«
Dieser Gedanke scheint sie in Panik zu versetzen: »Ich will nicht auflegen. Bitte, bitte, bleiben Sie bei mir!«
Sie schluchzt jetzt laut, sodass ich sie kaum noch verstehen kann. Vor meinem inneren Auge erscheint das Bild einer hilflosen, durchnässten und verletzten Frau, die sich in völliger Dunkelheit laut weinend an ihr Handy klammert – ihre letzte Verbindung zum Leben, zu Trost und Rettung.
»Ich muss jetzt auflegen, Regina. Der Hubschrauber ist schon in der Luft«, lüge ich, kappe die Verbindung und fühle mich hilflos. Da draußen erfriert gerade eine schwer verletzte Frau und ich kann momentan nichts für sie tun. Auch die Kommunikation mit dem Hubschrauber über Flug- und BOS-Funk funktioniert an diesem Abend aus unerfindlichen Gründen nur lückenhaft. Ich habe darum keine Ahnung, was da draußen gerade genau passiert. Also warten und

hoffen. Ich gehe in die Küche, trinke einen Schluck Kaffee, schmecke nichts, setze mich wieder an meinen Funkplatz, starre auf die Uhr. Um 18.45 Uhr endlich die Erlösung. Eine Stunde nach ihrem Notruf wird Regina mithilfe der Wärmebildkamera geortet. Der Hubschrauber landet in nächster Nähe, ist der Leuchtturm in der Nacht für die nachfolgenden Feuerwehrkollegen und das Notarztteam, das sich ein großes Stück des Weges zu Fuß zu der verletzten Frau durchschlagen muss.

Regina hat sich auf der Suche nach ihrem Hund im dichtesten Unterholz verirrt und beim Sturz den Unterschenkel gebrochen. Hinzu kommt eine massive Unterkühlung. Der Notarzt bestätigt später, dass die stark geschwächte 23-Jährige die nächste halbe Stunde im Wald wohl nicht mehr überlebt hätte.

Einsamkeit

Die Einsamkeit in der Großstadt ist eine weitverbreitete, überaus schmerzhafte Krankheit. Und ich frage mich oft, wie leer das Leben all der Menschen sein muss, die in einsamen Nächten die 112 wählen – nur um überhaupt mal wieder eine freundliche Stimme zu hören. Da muss dann eben die Spinne unterm Bett, die tröpfelnde Klospülung oder die kaputte Lampe als Vorwand herhalten. Die wenigsten Menschen haben wie ich das Glück, mit meiner Familie in der Geborgenheit und Gemeinschaft eines Drei-Generationen-Hauses in der Kleinstadt leben zu dürfen. Vielleicht habe ich gerade deshalb ein Herz für die Einsamen und nehme mir nach Möglichkeit auch gern ein wenig Zeit für meine »Kaffeekränzchen-Connections«, wie ich sie immer nenne. Seit ein paar Jahren sind übrigens speziell die Anrufe einsamer älterer Damen deutlich seltener geworden. Wo sind die alle hin? Verschollen in den unendlichen Weiten des Internets? Vielleicht. Eine andere Erklärung fällt mir jedenfalls nicht ein. Nicht, dass ich sie ernsthaft vermissen würde. Und doch haben sie mich oft zum Schmunzeln und immer auch zum Nachdenken gebracht. Kostproben gefällig?

Frau Schmid

»Die Feuerwehr. Der Rettungsdienst. Grüß Gott!«
»Grüß Gott, hier spricht Frau Schmid aus der Hansastraße. Ich habe ein Problem.«
Ihre Stimme klingt sehr klar und energisch, sie ist aber sicherlich schon deutlich jenseits der 70 Jahre.
»Wie können wir Ihnen denn helfen, Frau Schmid?«
»Es geht um meine Heizung!«
Ah ja. Das kann ja heiter werden.
»Sie brauchen also einen Klempner?«

»Nein, das nicht. Der Heizkörper ist nur so heiß. Ich kann nicht schlafen, wenn es so heiß ist.«
Ihre Stimme zittert empört. Will sie mich ärgern?
»Dann machen Sie den Heizkörper doch einfach aus.«
»Das will ich ja. Aber wie? Der Hausmeister geht auch nicht mehr ans Telefon.«
Nachts um ein Uhr ist das wohl auch kein Wunder. Und wieder zittert Frau Schmids Stimme ein bisschen empört in Anbetracht der unverzeihlichen Nachlässigkeit des Personals heutzutage.
»Habe ich Sie richtig verstanden? Sie wissen nicht, wie Sie Ihren Heizkörper abdrehen sollen?«
»Genau. Ich bin schließlich schon 82 Jahre alt.«
Hab ich's mir doch gedacht. Sie ist wohl ein bisschen durcheinander heute Nacht. Na schön. Überredet.
Es folgt also eine längere technische Telefonberatung. Und ich habe die liebe Frau Schmid im Verdacht, dass ihr unser Gespräch allmählich Spaß macht und sie sich absichtlich ein bisschen einfältig anstellt. Minuten später und unter dem Gelächter der Kollegen haben Frau Schmid und ich es dann geschafft, das glühende Objekt wie gewünscht auf null zu drehen. Um weiteren Dienstleistungswünschen zuvorzukommen, ist jetzt allerdings eine sanfte Belehrung fällig. Die Einsatzzentrale der Feuerwehr ist schließlich kein kostenloser Handwerkernotdienst – auch wenn früher übrigens alle Berufsfeuerwehrmänner einen Handwerksberuf erlernt haben mussten. Das war sogar eine Einstellungsvoraussetzung. Früher hatte man bei Einsätzen daher von jeder Sparte einen Kollegen dabei. Heute reichen auch alle anderen Berufsausbildungen. Und manchmal merkt man, dass das handwerkliche Geschick fehlt. Aber das ist ein ganz anderes Thema. Und Frau Schmid habe ich wohlweislich nichts von alledem verraten. Nicht dass die mir auf immer neue Ideen kommt.
»Also, Frau Schmid, dann ist ja jetzt alles in bester Ordnung und Sie können beruhigt zu Bett gehen, nicht wahr?«
»Vielen Dank, junger Mann. Sie haben mir sehr geholfen. Auf Wiederhören.«

Ich verkneife mir ein »Lieber nicht!«, sage stattdessen streng: »Gute Nacht!« und überlasse sie ihren Träumen.

Hunger

Bemerkenswert auch der Anruf dieser Frau, die ohne Umschweife im Morgengrauen sofort zum Punkt kommt.
»Mir ist so schlecht vor lauter Hunger. Und ich habe nichts zu essen daheim.«
»Na dann gehen Sie doch mal zum Bäcker. Der macht doch jetzt sicher gleich auf. Dort bekommen Sie bestimmt was Feines.«
Pause. Mir schwant schon Unheil. Was wird sie als Nächstes ausbrüten? Und dann überrascht sie mich.
»Das ist eine gute Idee«, sagt sie, bedankt sich höflich und legt auf!
Na so was. Das Leben kann so einfach sein …

Zeitansage

Das hier ist einer unser Klassiker:
»Zimmermann, guten Morgen! Können Sie mir sagen, wie spät es ist?«
Ich könnte schon, aber ich will eigentlich nicht.
»Herr Zimmermann, Sie wissen schon, dass Sie den Notruf der Feuerwehr und des Rettungsdienstes blockieren? Wir sind hier eigentlich nicht die Zeitansage.«
»Ich weiß«, sagt er zerknirscht, »aber ich finde meine Brille einfach nicht und bin schon ganz durcheinander und ich möchte doch pünktlich …«
Schon gut, schon gut.
»Es ist 5.57 Uhr. Ist Ihnen damit gedient?«
»Oh vielen Dank. Es soll auch nicht wieder vorkommen.«
Das glaube ich ihm sogar. Und weiß doch, dass damit das Problem nicht gelöst ist. Denn jeden Tag rufen zwei bis drei Bürger in der In-

tegrierten Leitstelle der Münchner Berufsfeuerwehr an, um sich nach der Uhrzeit zu erkundigen. Macht 30 Zeitansagen in zehn Tagen, 300 in 100 Tagen oder ungefähr 1000 Zeitansagen pro Jahr. Wir sollten Geld dafür nehmen. Das würde eine schöne Summe für einen guten Zweck ergeben.

Herzensnöte

Eine gewisse professionelle Distanz ist eine der Grundlagen unserer Arbeit. Obwohl mir das Leid der Menschen natürlich nicht egal ist und niemals egal sein wird. Darum bin ich ja schließlich Feuerwehrmann und Rettungsassistent geworden. Die notwendige Distanz ist lediglich ein Selbstschutz, der uns alle davor bewahrt, die zuweilen wirklich dramatischen Unglücks- und Schicksalsgeschichten zu dicht an uns heranzulassen. Es ist auch nicht üblich, später nachzufragen, was aus unseren Patienten geworden ist. Ohnehin finden wir die Fortsetzung unserer interessanteren Einsätze am nächsten Tag in der Zeitung wieder – in Form von kleinen Meldungen, manchmal auch als größere Berichte und leider auch mal als Todesanzeige. Mit diesen Informationsquellen begnüge ich mich in der Regel.

Aber es gibt natürlich Ausnahmen. Fälle, die einem doch zu Herzen gehen. Die einem nachschleichen und die sich in die Erinnerung einbrennen. Solch ein Fall war der Herr Röse. Ein 60-jähriger Herzpatient mit implantiertem Defibrillator.

Während meiner Ausbildung zum Rettungsassistenten im Notarztwagen hatte ich 1993 ein einziges Mal mit eigenen Augen gesehen, wie ein defekter Defibrillator einen Herzpatienten mehrfach hintereinander ohne jeden Anlass defibrillierte. Das ist natürlich ein sehr beängstigender Zustand für den Patienten, der mit großen Schmerzen, zeitweiliger Bewusstlosigkeit und auch Todesangst einhergeht.

Mit genau solch einem Patienten habe ich es nun scheinbar zu tun. Der Notruf kommt per Handy: »Jetzt kommt es wieder …«, sagt Herr Röse mit gepresster Stimme und ich muss mehrfach nachfragen, was denn da immer wieder kommt, bis ich verstehe, welch körperliche und psychische Höllenqualen der Mann gerade aussteht.

Unterbrochen von heftigem Keuchen und längeren Pausen, presst er mühsam seinen Hilferuf heraus: »Mein Defibrillator ist defekt. Er löst alle paar Minuten aus. Ich glaube, ich schaffe das nicht mehr lange.«

Ganz klar. Stellen Sie sich mal vor, Ihr Herz rast plötzlich aus unerklärlichen Gründen mit einer Wahnsinnsfrequenz von bis zu 300 Schlägen pro Minute los, pumpt kaum noch Blut. Sie schnappen nach Luft, kämpfen mit Erstickungsnöten und absoluter Todesangst. Und dann kommt er, der Stromschock: ein starker, schmerzhafter Schlag in der Brust, gefolgt von kurzer Bewusstlosigkeit. Eine knallharte Vollbremsung des Herzens mit anschließendem Neustart hoffentlich. Mit dem im Ernstfall lebensrettenden Effekt, dass das Herz wieder zur normalen Pumpleistung zurückfindet. Die meisten Herzpatienten mit einem eingebauten Defi erleben diesen Notfall so gut wie nie. Es sei denn, der Defi muss wegen einer Rhythmusstörung auslösen oder er ist – in äußerst seltenen Fällen – defekt.

Mein Patient hier wird scheinbar grundlos, ohne das gefürchtete Kammerflimmern, alle paar Minuten von solch einem Stromstoß erfasst.

»Wo sind Sie, Herr Röse? Nennen Sie mir Ihre Adresse!«

»Tengelmann-Parkplatz. Dachauer Straße«, quetscht er mühsam heraus.

»Hausnummer?«

»Weiß nicht …« Keuchen. »Jetzt kommt es wieder …!«

Die Dachauer Straße ist mit 11,2 Kilometern und über 700 Hausnummern die längste Straße Münchens. Sie durchquert fünf Stadtbezirke und beherbergt mehrere Tengelmann-Märkte. Passanten, die helfen könnten, sind anscheinend nicht in Sicht. Die Handyortung verläuft negativ. Jetzt bekomme auch ich langsam Herzrasen.

Und ich hebe mal wieder die Hand – das Alarmzeichen für die Kollegen. In solchen Fällen hilft nur noch eines: Wir alarmieren die Polizeieinsatzzentrale mit der Bitte, uns mit den verfügbaren Streifen zu unterstützen. Außerdem rücken zwei Rettungswagenbesatzungen und zwei Notärzte aus, die getrennt voneinander die Dachauer Straße aus zwei Richtungen anfahren.

»Herr Röse, hören Sie Martinshörner?«

»Ja. Ganz weit weg.«

Na bitte! Ich warte noch einen Moment.

»Jetzt näher?«

»Ja.«
»Noch näher?«
Keuchen. »Oh Gott, jetzt kommt es wieder …« Himmel noch mal, nicht jetzt.
Über sein Handy höre ich jetzt selbst die näher kommenden Signale eines Rettungswagens. Der Kollege am Funkplatz neben mir reagiert sofort, weist den Rettungswagen und den folgenden Notarzt ein. Sie sind in unmittelbarer Nähe. Gleich müssten sie bei ihm sein. Und dann höre ich auf einmal das Handy auf den Asphalt fallen. Verdammt noch mal. Der wird mir doch nicht gerade jetzt hier einfach wegsterben? Ich brülle los: »Herr Röse! HERR RÖSE! Reden Sie mit mir! Hallo …???«
Ich höre ihn keuchen, dann ganz nah das Geräusch eines scharf bremsenden Fahrzeugs. Und schließlich meldet sich zu meiner grenzenlosen Erleichterung der Kollege von der Rettungswagenbesatzung.
»In Ordnung, Kollege. Wir haben ihn gefunden. Allerdings ist er nicht mehr ansprechbar.«
Das war knapp. Erst jetzt realisiere ich, dass mir das Hemd am Rücken klebt. Ich lasse mich in meinen Stuhl zurückfallen, schnaufe tief durch und sehe, dass den Kollegen um mich herum auch gerade ein Stein vom Herzen gefallen ist. Wir melden Herrn Röse nun in einer nahe gelegenen Spezialklinik an. Wie sich herausstellt, ist er dort bereits als Herzpatient wohlbekannt.
Tage später habe ich dann entgegen meiner Gewohnheit in der Klinik angerufen. Mich erwartete eine niederschmetternde Nachricht. Herr Röse hatte die Klinik zwar noch lebend erreicht, war aber am selben Tag verstorben.
Herr Röse ist übrigens nicht an dem vermeintlichen Defekt seines Defibrillators gestorben. Das Gerät war nämlich völlig in Ordnung gewesen. Er starb an dem krankhaft veränderten Reizleitungssystems seines schwachen Herzens, dem selbst sein eingebauter Herzwächter trotz zahlreicher Schockauslösungen nicht mehr hatte helfen können. Ich war also der letzte Mensch, mit dem Herr Röse in seinem Leben gesprochen hatte. Irgendwie beklemmend, dieser Gedanke.

Absolut tierisch

Die Tiere haben es bekanntlich nicht so einfach mit den Menschen. Das schlägt sich auch in unserer täglichen Arbeit nieder. Sie können sich wahrscheinlich kaum vorstellen, wie oft wir Feuerwehrleute uns vor und für die lieben Tiere zum Affen machen – sei es, um sie vor den Menschen oder auch die Menschen vor ihnen zu retten. Wir rennen mit Netzen, Kisten und Stangen hinter Waschbären, Würgeschlangen, Füchsen, Leguanen, Hasen, Skorpionen, Dachsen, Wildsäuen, Tauben, Vogelspinnen und Schwänen her. Wir retten ertrinkende Rehe, verwaiste Baby-Eichhörnchen und abgestürzte Fledermäuse. Wir graben jagdwütige Dackel aus metertiefen Kaninchenbauten, stellen gestrauchelte Elefantenmädchen wieder auf die Beine und schneiden eingeklemmte Hunde aus Gittertoren. Und es gibt eine ganze Reihe überaus peinlicher Pressefotos von Feuerwehrleuten, die kläglich an der Aufgabe scheiterten, in annehmbarer Zeit zehn panisch herumrasende Entenküken einzufangen.

Wir tun das alles gern, weil wir wissen, dass der Dienst am Tier immer auch ein Dienst am Menschen ist. Weil viele von uns selbst Tiere haben. Weil die Bürger uns für unsere Tierliebe lieben. Und auch weil wir nicht so blöd sind, uns mit Tierfreunden anzulegen.

Obwohl es zuweilen Fälle gibt, bei denen sich selbst der größte Tierfreund unter uns ans Hirn fasst. Also jetzt mal ehrlich, Freunde: Habt ihr jemals ein Katzenskelett im Baum sitzen sehen? Nein? Ich auch nicht. Weil die meisten Katzen nämlich ohne Weiteres allein vom Baum herabsteigen könnten. Wenn sie wollten. Sie wollen es aber nicht, wenn unter der Kastanie das hysterisch schluchzende Frauchen, umringt von 20 fremden Menschen, steht und dann auch noch blau gekleidete Männer mit roten Leitern anrücken. Da würde ich ja auch lieber erst mal auf meinem sicheren Ast sitzen bleiben. Nun ja. Egal. Des Bürgers kleiner Freund ist in Not und wir kommen – zum Beispiel zu …

Katze Sissy

Man sollte meinen, dass die Eskapaden eines kleinen Kätzchens nicht gerade eine Herausforderung für eine Großstadtfeuerwehr darstellen. Das dachte ich auch – bis mir die Katze Sissy begegnete. Ein erst vier Monate altes, zartes Tierchen, das es schon damals allerdings faustdick hinter den rot getigerten Öhrchen hatte, wie sich schnell erweisen sollte.

In einer lauen Herbstnacht kaperte das Katzenkind im Stadtteil Fasangarten eine 25 Meter hohe Eiche – und kam nicht mehr herunter. Geschlagene vier Stunden harrte Frauchen unter dem Baum aus und lockte mit allem, was gut und teuer und nach Katzengeschmack ist. Doch Sissy blieb standhaft.

Wer hilft in diesem Fall? Na klar, die Feuerwehr. Weil Tierrettungen dieser Art in der Nacht zu gefährlich sind, warteten wir bis zum Morgengrauen. Im ersten Licht schickte ich dann unsere kleinste Drehleiter los. Die altbewährte DL 16-4 – im günstigsten Falle hoch genug, um 16 Meter in die Höhe zu steigen. Diese Leiter ist überaus wendig und zum Beispiel gut geeignet für enge Hinterhöfe. Aber leider nicht hoch genug für Sissys Baum. Also Kommando zurück. Damit wurde das Kätzchen ein Fall für unsere Höhenretter. Acht Mann rückten nun aus mit zwei Fahrzeugen und einer kompletten Bergausrüstung, so ziemlich ausreichend für die Besteigung eines Achttausenders. Aber nicht ausreichend für Sissy. Das kleine Biest hatte sich nämlich mittlerweile auf die dünnen äußeren Äste verzogen. Die tragen gerade noch ein Kätzchen, aber natürlich keinen Mann. Mist!

In der Zwischenzeit hatte sich unter der Eiche bereits die halbe Siedlung eingefunden. Und die Münchner Berufsfeuerwehr steuerte unaufhaltsam dem Gipfel der Lächerlichkeit entgegen …

Der Einsatzleiter der Höhenretter erwog kurzfristig den Einsatz der Hubrettungsbühne. Das ist unser derzeit längstes und teuerstes Rettungsgerät mit einer Plattform, die sich bis zu 53 Meter in die Höhe fahren lässt – konstruiert für Rettungen aus Hochhäusern, höher als die meisten großen Fahrgeschäfte auf dem Oktoberfest. Aber natür-

lich – man ahnt es schon: Auch die Hubrettungsbühne hätte Sissy nicht erreicht. Die nämlich hatte sich jetzt in das tiefste Innerste des Blätterdaches verkrochen. Darum entschieden sich die Kollegen für unseren 50-Tonnen-Kran, der vom anderen Ende der Stadt anrückte – nunmehr begleitet vom Blitzlichtgewitter diverser Pressefotografen und dem unüberhörbaren Gelächter der Anwohner, deren Schar unaufhörlich wuchs und die mit wachsendem Vergnügen unseren millionenschweren Fuhrpark bestaunten. Doch das rot-weiß getigerte Objekt unserer Bemühungen hatte sich mittlerweile unsichtbar gemacht. Der Kran scheiterte in dem schwierigen Gelände letztlich an seiner gewaltigen Ausladung. Und ich saß in der Leitstelle und griff mir ans Hirn. Was ging da draußen eigentlich vor und wer würde wohl als Nächstes bestellt? Der Tierarzt mit dem Betäubungsgewehr? Ein Holzfällerkommando? Der Rettungshubschrauber? James Bond?
Drei Stunden und gut 100 Liter Diesel später waren 14 gestandene Feuerwehrmänner mit ihrem Latein am Ende. Ich konnte sehr gut nachfühlen, wie blöd sich die Kollegen vorkommen mussten. Ich habe selbst einmal eine Katze vom Drehleiterkorb aus 18 Meter in die Höhe verfolgt. Zum Dank griff sie mich dann wie ein wilder Tiger an. Trotz kompletter Schutzkleidung und dicker Handschuhe gelang es mir nicht, diese kleine Furie zu bändigen. Am Ende ließ sie sich einfach fallen und ich fürchtete schon das Schlimmste. Stattdessen landete sie geschmeidig wippend im Rasen, schüttelte sich und marschierte ohne sonderliche Eile offensichtlich beleidigt und augenscheinlich unverletzt heim. Dabei würdigte sie den Blödmann da oben in seinem komischen Korb keines Blickes mehr. Sie sind halt eine Kategorie für sich, diese Katzen.
Wir rückten also auch in diesem Fall erfolglos ab und überließen Sissy samt Frauchen vorerst ihrem Schicksal. Am Nachmittag dieses denkwürdigen Tages meldete sich die Besitzerin ein wenig kleinlaut ein weiteres Mal in der Leitstelle. Sie wolle sich nur noch mal recht herzlich bedanken für den großen Aufwand und teilte uns ferner mit, dass Fräulein Sissy soeben allein vom Baum gestiegen und wohlauf sei.
Ich fürchte mich schon vor dem Tag, an dem sie uns erneut um Hilfe bitten wird.

Jamuna Toni

Kaum ein Tierschicksal hat die Münchner so sehr bewegt wie die traurige Geschichte des erst sieben Monate alten Elefantenkindes Jamuna Toni, das kurz vor Weihnachten 2009 im Münchner Tierpark Hellabrunn zur Welt kam. Im Frühjahr 2010 hatte ich noch Tränen gelacht, als die Kleine mit einem pinkfarbenen Riesen-Osterei über die Außenanlage tobte und sich in ihre heiß geliebten Schlammbäder stürzte. Als uns im Juni ein Hilferuf aus Hellabrunn erreichte, war ich ehrlich betroffen. Das kleine Mockelchen – so wurde Jamuna Toni in Hellabrunn genannt – war sterbenskrank. Sie litt unter einer unerklärlichen Krankheit, die ihre Knochen brechen ließ wie Glas. Möglichst aufrecht in einer Tragevorrichtung hängend und unter größtmöglicher Geheimhaltung, sollte das Elefantenkind daher so schnell wie möglich in eine Klinik für Großtiere nahe Augsburg verlegt werden. Aber wie und in was für einem Fahrzeug bringt man einen schwer kranken Elefanten heimlich aus der Stadt?

Alle Hoffnungen der Tierpfleger und Tierärzte ruhten plötzlich auf uns. Und ich fühlte augenblicklich eine elefantöse Last auf meinen Schultern. In meiner Not rief ich den Fahrzeugmeister der Feuerwache 6 an, der bekannt ist für sein bestens bestücktes Sondergerätelager. Alle Feuerwehrleute sind Meister der Improvisation und einer hat eigentlich immer eine zündende Idee. Der Kollege hatte zwar kein geeignetes Material auf Lager, aber er enttäuschte mich nicht: »Hast du schon mal Paul gefragt?« Ja klar, Paul!

Die Münchner Berufsfeuerwehr betreibt eine eigene Sattlerei, in der unter anderem unsere Stiefel repariert und unzerreißbare Planen und Taschen für allerhand Gerätschaften genäht und gerichtet werden. Kollege Paul ist von Beruf Sattler. Und fuhr an jenem Tag zu unser aller Glück Rettungsdienst.

Als ihn am Vormittag mein Notruf erreichte, war er gerade mit einem Patienten unterwegs ins Schwabinger Krankenhaus. Sein Wachabteilungsführer erkannte jedoch sofort den Ernst der Lage und ließ ihn ablösen.

Paul hat in seinem Leben schon alles Mögliche ausgemessen, aber noch nie ein 180-Kilogramm-Baby im Zoo. Angesichts der Situation entschied er sich für eine flexible Netzkonstruktion, in der das arme Tier in jenen warmen Frühsommertagen möglichst wenig schwitzen würde. Er trieb sogar kurz vor Geschäftsschluss noch einen geeigneten Lieferanten auf. Ein alter Freund noch aus Pauls Gesellenzeiten, der ihn nicht im Stich ließ.

Um 16 Uhr schloss sich Paul mit zwei Wurstsemmeln und dem Material in unsere Sattlerei ein, war für niemanden mehr zu sprechen und nähte in Rekordzeit ein erstklassiges Elefantentransportnetz, verstärkt mit alten Sicherheitsgurten aus unseren Fahrzeugen. Um 20.30 Uhr wurde es Jamuna Toni bereits angezogen, es passte wie angegossen. Der sonst stets gut gelaunte Paul kam ziemlich still aus dem Tierpark zurück. Von Freude keine Spur. Die Leiden des Tieres und die Verzweiflung seiner Pfleger hatten ihm mächtig zugesetzt.

In der Zwischenzeit hatten der Fahrzeugmeister und ich auf der Suche nach einem geeigneten Fahrzeug sämtliche große Verleihfirmen und Fahrzeugniederlassungen abtelefoniert. Selbst von seinem Urlaubsort aus schaltete sich noch einer unserer Brandräte mit guten Beziehungen zur Autobranche ein. Zwei Meter hoch mit Arbeitsfläche, Klimaanlage und getönten Scheiben (gegen unliebsame Gaffer) sollte das Transportfahrzeug sein. Die Kosten – so hatte man uns in Hellabrunn mittlerweile sogar schriftlich versichert – würden in diesem Fall keine Rolle spielen. Alle wollten helfen, unseren Münchner Minijumbo zu retten.

Weil sich der Zustand des Tieres im Laufe des Abends dramatisch verschlechterte, wurde Jamuna Toni schließlich zwar in Pauls Netz, aber in einem gewöhnlichen Tierparkfahrzeug eilends nach Augsburg gefahren.

Leider gab es keine Rettung mehr. Jamuna Toni wurde am 14. Juni 2010 von ihren Leiden erlöst. Seit damals aber weiß ich, dass wir im Notfall in der Stadt überall verlässliche Freunde haben. Am Ende jenes ereignisreichen Tages hatten wir von mehreren großen Fahrzeugfirmen Zusagen – genug für eine ganze Elefantenflotte.

Ein paar Tage später bekamen wir ein Dankesschreiben des Tierparks Hellabrunn. Ich habe es in einer sentimentalen Anwandlung bis heute aufgehoben. Weil es mich einfach gefreut hat.
Ganz München hat damals tagelang um das Elefantenkind getrauert. An meinem Spind fand ich am nächsten Tag ein großformatiges Zeitungsposter des kleinen Elefanten mit dem rührseligen Titel »München wird dich nie vergessen«. Jemand hatte in Großbuchstaben hinzugefügt : »... und der Christian dich auch nicht«. Das stimmt.

Das Grauen im Keller

Ob ich ein Tierfreund bin? Aber selbstverständlich! Ich bin schließlich auf dem Land groß geworden, bin den Umgang mit großen und kleinen Tieren gewohnt. Mein Sittich Hansi ist steinalt geworden. Und unser Familiendackel Seppi begrüßt mich bei jeder Heimkehr wie den verloren geglaubten Sohn. Da habe ich also wohl alles richtig gemacht. Ich bin auch noch nie ernsthaft gebissen, gekratzt oder getreten worden oder sonst wie in Ungnade gefallen in unserer heimischen Tierwelt. Wenn man von einer höchst unangenehmen Begegnung mit einem angeblich zahmen Waschbären mal absieht. Dazu später mehr.
Es gibt allerdings Wesen, die bringen mich aus der Fassung. Alles was mehr als vier oder – schlimmer noch – überhaupt keine Beine, Schuppen oder gespaltene Zungen hat, bleibe mir vom Leibe. Ich kenne nicht den Grund für diese ausgeprägte Aversion. Aber fette Spinnen, Schlangen und Echsen lösen bei mir auf der Stelle Angstgefühle und einen schier unbezwingbaren Fluchtreflex aus. Vor allem wenn sie an Stellen auftauchen, an denen ich überhaupt nicht mit ihnen gerechnet habe.
Ich erinnere mich da mit Grausen an eine Begegnung der schlimmsten Art während eines Kellerbrandes. Kellerbrände sind für Feuerwehrleute in jeder Beziehung eine besondere Herausforderung, bei der jeder von uns ganz vorne dabei sein möchte. Kellerbrände sind unter Umständen sehr gefährlich. Die Sicht ist meist gleich null, die Räume sind eng, verwinkelt, nicht selten zugestellt. Und nie weiß man,

was die Bewohner da unten alles gelagert haben. Gasflaschen, Pflanzengifte, Gummireifen, größere Mengen Sprit, Spiritus, Farben oder Lacke, im schlimmsten Fall hochexplosives Feuerwerk oder gar Munition – alles schon da gewesen.

Ich rutsche also auf den Knien zusammen mit meinem Kollegen die Stufen hinunter in das schwarze, vollkommen verrauchte Kellerloch eines großen, alten Münchner Einfamilienhauses. Der Stresspegel steigt rapide an. Die einzig sichere Verbindung zur Außenwelt ist in diesem Fall der Schlauch, den ich unter keinen Umständen aus den Händen lassen werde. Im Ernstfall ist er nämlich die einzige Orientierungshilfe, wenn wir hier den sofortigen Rückzug antreten müssten. Wenn zum Beispiel etwas explodieren oder herunterkrachen würde.

Vorsichtig robbe ich über den rauen Steinfußboden durch den Rauch – immer der Hitze entgegen und auf den Feuerschein zu, der sich weiter vorne, gelb-rot flackernd, hinter der Rauchwand abzeichnet. Und dann sehe ich es plötzlich, keine Armlänge vor mir. Ich schaue in die kalten Augen eines – KROKODILS! Graugrün mit scharfzackigen Schuppen, locker einen halben Meter lang! Ich glaube, ich werde wahnsinnig! Die Muskeln erstarren. Das Herz rast. Schweißausbruch. Das Atmen fällt mir schwer. Ich hechele wie ein kurzatmiger Spaniel. Erster Reflex: Raus! Raus! Raus! Zweiter Reflex: Stopp! Keine Panik. Ruhig ein- und ausatmen, Hirn einschalten.

Der Kollege hat die Echse auch entdeckt. Und bevor ich ihn daran hindern kann, stößt er zu meinem großen Entsetzen das grässliche Monster an. Wahnsinn! Ich greife nach meiner Axt und erwarte, dass der kleine Killer herumschnellen und seine fürchterlichen Zähne in unsere Schutzausrüstung schlagen wird. Oder ist das Tier vielleicht doch schon halb tot? Aber es reißt doch das Maul auf …

Und dann wirft sich das Mistviech plötzlich feige auf den Rücken. Wie zum Hohn wippt lustig der schuppige Gummischwanz. Verdammt noch mal! Wütend stoße ich das Gummikroko aus dem Weg. Ich schwöre dem Schicksal Rache für diesen gemeinen Streich. Und der Spielzeugindustrie auch …

Wir haben übrigens nie wieder ein Wort über diese peinliche Kellerepisode verloren. Es ist unser kleines, dunkles Geheimnis geblieben. Danke, Kollege. Bist ein toller Kumpel.

Ein Waschbär namens Teddy

Mitten in der Nacht meldet sich ein Tankwart und berichtet von einem ungewöhnlichen Besucher: »Im Baum neben unserer Waschstraße sitzt ein Waschbär! Könnt ihr mal kommen?« Aber ja doch. Die wilden Waschbären haben sich in München und Umgebung in den letzten Jahren ziemlich vermehrt und leider auch gelernt, Mülltonnen zu plündern. Dieser hier scheint aber ein besonderes Exemplar zu sein. »Er trägt eine rote Schleife um den Hals.«

Weil er sich die wohl kaum selbst umgebunden hat, muss er ein zahmes Haustier sein. Im Geiste sehe ich ihn daher schon freiwillig und ohne jedes Theater in unsere Tierfangkiste steigen und uns dankbar die Hände lecken. Ich soll mich bitter in ihm täuschen. Und ich schwör es: Ich hätte ihn laufen lassen, wenn ich geahnt hätte, was das für eine kämpferische Kneifzange war. Vielleicht hätte mich auch der Umstand warnen können, dass es sich um den Donnerstag vor Fasching – also Weiberfastnacht – handelte. Wie auch immer. Völlig unvoreingenommen nähern wir uns ihm – acht Mann für einen kleinen Waschbären. So war das damals bei der Freiwilligen Feuerwehr.

Das Bäumchen, auf dem er sitzt, ist gerade mal zwei Meter hoch. In Sekundenschnelle haben wir dem kleinen Kerl ein Netz übergeworfen, in das er sich sofort wild fauchend verwickelt. Von wegen zahm. Dann fällt er uns wie eine reife Frucht in die Arme. Deckel auf, Waschbär in die Kiste, Deckel zu – fertig. Wie er da aber so gefesselt in den Maschen hängt und uns hasserfüllt anstarrt, regt sich ein Gefühl von Mitleid in mir. Ich habe auch Sorge, er könne sich strangulieren. Ein so freiheitsliebendes Wildtier sollte sich doch wenigstens in der Kiste frei bewegen können. Also beginnen wir, den Waschbären vorsichtig aus dem Netz auszuwickeln.

Eine saublöde Idee. Der Versuch endet in der Ambulanz des Erdinger Krankenhauses, wo Kollege Schorsch und ich mit um die blutenden Hände gewickelten Geschirrhandtüchern auf den Chirurgen und die Tetanusimpfung warten. »Hey, ihr Helden, was ist denn mit euch passiert?«, hat uns die hübsche Ambulanzschwester an der Aufnahme gefragt. Wir hätten ihr ja gern eine schöne Heldengeschichte auf Leben und Tod aufgetischt, haben uns dann aber doch für die Wahrheit entschieden. Unser Waschbärabenteuer erzeugte bei ihr diesen ungläubigen »Was habt ihr denn getrunken?«-Blick, der mich echt kränkte. Verehrte Schwester, falls Sie das hier lesen sollten: Wir waren stocknüchtern. Ich schwöre es! Höchst demütigend war auch das Telefonat, das die nette Schwester mit dem diensthabenden Chirurgen führte. Der wollte nämlich gar nicht erst kommen, weil er die Nummer mit dem Waschbären neben der Waschstraße an Weiberfastnacht für einen vorgezogenen Aprilscherz hielt.

Die nadelspitzen Zähne des Waschbären haben mühelos und in Sekundenschnelle mit der Präzision einer Turbonähmaschine unsere dicksten Lederhandschuhe durchdrungen und markante Kratz- und Bissmuster hinterlassen. Die Narben an Fingern und Handrücken sieht man heute noch.

Der Waschbär hieß übrigens Teddy und wurde kurz nach seiner Wutattacke von seiner Familie im Tierheim abgeholt. Er soll angeblich ein umgänglicher, total an Menschen gewöhnter Bursche gewesen sein. Dass ich nicht lache …

Psycho

Es gibt eine Menge Abhandlungen und Leitfäden, wie Einsatzkräfte und Disponenten mit psychisch kranken Menschen umgehen sollen. Da steht dann alles drin über die verschiedensten Ausprägungen von Neurosen, Psychosen oder Schizophrenie, Wahnvorstellungen, Depressionen, Süchten und Suizidgefahr. Ich habe diese Leitfäden alle gelesen, habe sogar versucht, für unseren täglichen Umgang mit solchen Patienten eine Art Standardabfrage zusammenzustellen. Und bin zu dem Schluss gekommen: Funktioniert nicht. Es gibt nun mal keine Nullachtfünfzehn-Fragen für Menschen, die von explodierenden Teddybären, inneren Stimmen oder unheimlichen Fratzen verfolgt werden.
In diesen leider sehr häufig vorkommenden Fällen sind das ganze Geschick, die Erfahrung und vor allem die Intuition des Disponenten gefragt. Er muss nämlich binnen Minutenfrist ergründen, ob solch eine gequälte Seele sofort einen Arzt oder auch nur etwas Zuspruch benötigt. Ob der Mensch sich selbst oder anderen gefährlich werden könnte oder – auch das ist nicht selten – vielleicht gerade einfach nur Langeweile hat. Solche Gespräche haben es wirklich in sich und erfordern viel Erfahrung – wie Sie gleich erfahren werden.

Claudia

Nennen wir sie Claudia. Sie ist schätzungsweise 35 Jahre alt, spricht ein geschliffenes Hochdeutsch. Sie ist offensichtlich gebildet, selbstbewusst und gewohnt, den Ton anzugeben. Solange sie ihre Medikamente nimmt, ist sie wahrscheinlich eine Frau, die trotz ihrer schizophrenen Schübe ihr Leben meistert. Heute jedoch geht es ihr schlecht. Hier das Gedächtnisprotokoll eines echten Anrufes, den ich zu Übungszwecken in die Ausbildung unserer neuen Kollegen übernommen habe:

»Die Feuerwehr. Der Rettungsdienst. Grüß Gott!«
»Guten Tag! Ich war gerade in der Innenstadt im Café und habe zwei Becher Leitungswasser mit Zitrone getrunken und kann jetzt mein Bein nicht mehr bewegen und habe starke Kopfschmerzen!«
»Hm – und Sie denken, dass das vom Leitungswasser kommt?«
»Das ist richtig! Ganz genau!«
»Wo sind Sie denn jetzt genau?«
»Ich bin zu Hause.«
»Wie können oder sollen wir Ihnen denn jetzt helfen? Kann ich etwas für Sie tun?«
»Ja, ich habe nur gesagt, dass ich ein Bild mache mit Mäusen und Punkten.«
»Bitte was?«
»Ich habe nur gesagt, dass ich ein Bild mache mit Labormäusen und Punkten.«
»Ah ja – das ist gut. Haben Sie Schmerzen?«
»Ja, habe ich. Nur an einem Bein. Nur im linken Bein und das geht direkt in den Kopf und ich lalle bereits.«
»Gut. Haben Sie irgendetwas zu sich oder vielleicht auch nicht genommen – Alkohol, Medikamente …?«
»Der Ramazzotti kostet neun oder elf Euro, und den kann ich mir nicht leisten, das ist Ihnen auch bekannt.«
»Ah ja?! Bekannt ist mir das nicht! Was machen wir jetzt? Sollen wir Ihnen einen Arzt schicken, der Sie ins Krankenhaus einweist?«
»Nee! Sie wissen ganz genau, dass ich keinen Humanmediziner in Deutschland aufsuchen darf.«
»Das dürfen Sie nicht. Das ist schlecht.«
»Weil ich den Frauenarzt verklage auf mehrere Tausend Euro.«
»Ah ja! Super! Und jetzt? Was machen wir?«
»Jetzt möchte ich es Ihnen nur gesagt haben, damit Sie vor Gericht aussagen können, wie schlecht es mir geht. Danke schön. Ciao!«
Claudia hat sich nie wieder bei uns gemeldet. Ich wünsche ihr, dass sie es geschafft hat, trotz dieser schweren psychischen Krankheit ein ziemlich normales Leben zu leben.

Ich maße mir nicht an, diesen Menschen wirklich helfen zu können. Aber ich meine, sie haben immerhin das Recht, dass man sie anhört – zumindest so lange, bis wir einschätzen können, ob sie in irgendeiner Form in echter Not oder gar in Gefahr sind. Unsere Hilfsbereitschaft hat allerdings auch Grenzen …

Stammkunden

Unsere Stammkundschaft zehrt zuweilen mit aller Macht an unseren Nerven. Wir kennen sie alle und teilweise schon seit vielen Jahren aus unzähligen Telefonaten. Einige lassen sich von uns in gewisser Weise helfen und wenigstens ein wenig lenken. Andere dagegen überziehen uns manchmal mit regelrechtem Telefonterror. Solch eine Kandidatin ist zum Beispiel Frau Göksel, die einen wahrlich furchterregenden Wortschatz hat. Sie schreit und schimpft ohne Vorwarnung die unflätigsten Worte in den Hörer – so laut, dass ich mir jedes Mal das Kopfgeschirr herunterreiße, weil ich um die Gesundheit meiner Ohren fürchten muss. In manchen Nächten ruft sie 30-Mal hintereinander den Notruf 112 an. Mittlerweile wissen wir aber, wie sie zu stoppen ist. Wir drehen den Spieß einfach um, rufen sie ein paarmal zurück und erkundigen uns höflich nach ihrem Befinden – so lange, bis ihr das Spielchen keinen Spaß mehr macht und sie ihre Ruhe haben will. Diese kleine List wirkt bei ihr eigentlich immer.

Sehr viel angenehmer im Umgang ist die alte Frau Grothaus, die sich von (nachweislich nicht vorhandenen) Stromflüssen in ihrer Wohnung verfolgt fühlt. Aus den Wänden, der Decke, dem Handtuchhalter, dem Bett – von überall her fühlt sie sich bedroht. Von uns erwartet sie, dass wir den Strom in ihrer Wohnung herunterdrehen. Den kleinen Gefallen tue ich ihr immer gern. Wir haben dafür bereits ein Ritual entwickelt. Ich tippe also mit den Fingern irgendwelche Morsezeichen an meine Kaffeetasse und kündige an: »Ich drehe dann jetzt den Strom mal runter, Frau Grothaus. Spüren Sie es schon?« Sie beruhigt sich jedes Mal sofort und bedankt sich immer höflich. In letzter

Zeit hat sie nicht mehr angerufen. Ich denke, sie ist wohl gerade mal wieder in der Psychiatrie.
Dort wäre sicher auch der alte Herr Millmann besser aufgehoben. Er ist sehr einsam und täuscht seit Jahren mit großem Geschick immer wieder Ohnmachtsanfälle vor. Nahezu jeder Notarzt in der Stadt kennt ihn schon.
Ein geradezu begnadeter Simulant war auch der legendäre Münchner Obdachlose Egon, der selbst im Vollrausch täuschend echt epileptische Anfälle hinlegen konnte. Er konnte zucken und schäumen und sogar bläulich anlaufen, dass selbst die Leute vom Fach zunächst nicht den geringsten Zweifel an einem ernsthaften Notfall hatten. Egon hat in seiner jahrzehntelangen Straßenkarriere locker zwei Generationen von Notärzten verschlissen – immer dann, wenn ihm gerade langweilig, kalt oder sonst wie nach menschlicher Zuwendung zumute war. Eines Tages ist er wieder mal umgekippt, ganz still liegen geblieben und tatsächlich nicht mehr aufgestanden. Es war ein massiver Herzinfarkt und Egon war nicht mehr zu retten. Möge er in Frieden ruhen.
Nahezu alle Polizisten, Bereitschaftsärzte, Rettungsassistenten, Notärzte und Leitstellendisponenten in der Stadt kennen auch den Rentner Horst Dientzler (71), dem es zuweilen urplötzlich so schlecht geht, dass man das Schlimmste befürchten muss. Seine Notfallpalette reicht von Kreislaufzusammenbrüchen bis hin zum akuten Herzinfarkt. Doch immer wenn der Arzt eintrifft, weigert er sich strikt, sich in die Klinik bringen zu lassen. Was zur Folge hat, dass er – wie all die anderen Stammkunden – nun auch den »Grüne-Monster-Button« gewonnen hat. Dabei handelt es sich um einen dicken grünen Punkt mit Gespenstergesicht, der auf unserem Display hinter den Adressen unserer Stammkunden auftaucht. Selbstverständlich werden auch diese Anrufe immer angenommen. Alle Disponenten wissen aber, dass die Anrufe mit dem Grüne-Monster-Button mit Vorsicht zu behandeln sind.
Es ist das Drama dieser Menschen, dass wir ihnen schon lange keinen Retter und erst recht keinen Notarzt mehr schicken können. Jedem

Einzelnen von ihnen haben wir in der Vergangenheit zehn-, 20- und 30-mal die Retter oder den Ärztlichen Bereitschaftsdienst geschickt. Kein einziges Mal war es ein Notfall, es fehlte ihnen nie etwas, das diesen Einsatz gerechtfertigt hätte. Sollte bei diesen Menschen tatsächlich einmal ein echter Notfall vorliegen, werden wir das wahrscheinlich nicht mehr erkennen.

Frau Heintz

Manchmal kommen Notrufe von Orten, an denen die Hilfe eigentlich ganz nah ist. Allerdings nicht für desorientierte Menschen, die nicht mehr wissen, wie ihnen geschieht. Was gar nicht so selten vorkommt – zum Beispiel in Altenheimen oder auch nach Operationen. Wie dieser Fall einer älteren Dame belegt, die sich mitten in der Nacht aus einer großen städtischen Klinik meldet.
»Die Feuerwehr. Der Rettungsdienst. Grüß Gott!«
»Ja, hier ist Heintz. Schicken Sie mir bitte einen Notarzt! Mein Hals schwillt zu. Ich ersticke!«
»Wo sind Sie denn?«
»Links von … – ach Moment, ich lieg' ja im Krankenhaus momentan. Da hilft mir kein Arzt, da ist keiner da.«
Ich sehe mir die Telefonnummer der Dame auf dem Display noch einmal genauer an. Die ersten vier Ziffern gehören zweifellos zu einer großen Münchner Klinik. Frau Heintz muss also eine Patientin sein. Ich hake nach: »Da muss doch eine Krankenschwester sein.«
»Ja. Die Schwester sagt aber, ich muss auf einen Arzt warten. Ich kann sterben, bis jemand kommt.«
Ich habe ihr genau zugehört. Frau Heintz atmet völlig normal, zeigt keinerlei Anzeichen einer drohenden Erstickung und ist allenfalls ein bisschen aufgeregt. Ich kann mir also sicher sein, dass sie im Krankenhaus bestens aufgehoben ist. Trotzdem möchte ich ihr die Angst nehmen und versuche es daher mit einem Allerweltsratschlag.
»Da rufen Sie am besten nochmals die Schwester!«

Das meint Frau Heintz dann glücklicherweise auch und lenkt ein: »Ja, danke, mache ich!«
Problem gelöst.

Nanobomben

Die Angst vor Ärzten sitzt oft tief bei Menschen, deren Leben von psychischen Störungen bestimmt wird. Viele haben bereits jahrelang Erfahrungen gesammelt mit Psychologen, Psychiatern, Neurologen und auch psychiatrischen Krankenhäusern. Und sicher waren es nicht immer die besten Erlebnisse. Immer neue Medikamente, Nebenwirkungen, Schmerzen, Spritzen, Verwirrung, Freiheitsentzug und Einweisung in die Klinik oder Psychiatrie. Bestimmt ist diese Angst vor der Entmündigung einer der Gründe, warum viele psychisch kranke Patienten lieber erst einmal bei uns anrufen. Unsere Praxis ist rund um die Uhr geöffnet. Bei uns geht immer einer ans Telefon. Wir verlangen keine Überweisung und wir hören zu – so haarsträubend die Geschichten auch sein mögen.
Herr Lenzer ist einer von denen, der mir ein wenig Einsicht in seine Geschichte gewährt. Er ist erst 27 Jahre alt, wahrscheinlich überdurchschnittlich intelligent. Er stammt aus einer sogenannten guten Familie. Mit 20 Jahren hat er ein Medizinstudium begonnen, eine glänzende Zukunft schien ihm offenzustehen. Leider hat er sich phasenweise die Seele aus dem Leib gekifft, sicher auch zu viel getrunken, ist bereits in der Pubertät manisch-depressiv gewesen und schließlich schizophren geworden. Herr Lenzer kennt nahezu alle psychiatrischen Einrichtungen der Stadt und hat viele Monate seines jungen Lebens in geschlossenen Abteilungen verbracht. Sein Leben war und ist eine einzige Achterbahn zwischen Wirklichkeit und Wahn – an dem er uns zuweilen teilhaben lässt, wenn er seine Medikamente wieder heimlich abgesetzt hat und ihm alles über den Kopf wächst.
Sein letzter Anruf kommt an einem Sonntagnachmittag. Er ist allein daheim. Und er ist mal wieder in Panik.
»Die Feuerwehr. Der Rettungsdienst. Grüß Gott!«

»Michael Lenzer spricht hier. Sie kennen mich doch, oder? Hören Sie, es geht mir überhaupt nicht gut.«
»Wo fehlt es denn, Herr Lenzer? Was ist denn nicht gut?«
»Ich kratze und kratze und es wird immer schlimmer. Und ich blute schon, weil es nicht aufhört.«
»Weil was nicht aufhört?«
»Die Nanobomben. Ich habe sie unter der Haut. Lauter Beulen, die sich ständig verschieben. Sie sind in meinen Armen, meinen Beinen, meinem Kopf. Verstehen Sie jetzt?«
»Ähm, nein … ich glaube, ich verstehe gerade nicht … Was ist in Ihrem Kopf?«
»Das sind die Nanobomben, wie ich gerade schon sagte. Unter meiner Haut, am ganzen Körper. Die können jeden Moment explodieren. Sie können mich töten. Ich brauche sofort einen frequenzdichten Raum oder wenigstens ein Frequenzmessgerät.«
»Herr Lenzer, haben Sie schon mal Ihren Arzt um Rat gefragt? Sind Sie gerade in Behandlung?«
»Ja, ja, ich bin dauernd in Behandlung, aber das tut gerade nichts zur Sache. Dieser Zustand hier, der ist jetzt wirklich echt. Das müssen Sie mir glauben.«
»Soll ich Ihnen einen Doktor nach Hause schicken?«
Seine heftige Reaktion überrascht mich nicht wirklich. Seine weinerliche Stimme wird plötzlich hart und streng: »Nein! Nein! Vergessen Sie's. Von einem Arzt lasse ich mir nicht helfen. Der kann mir gar nicht helfen.«
Der Mann braucht ganz offensichtlich Hilfe. Aber wenn ich ihm jetzt gegen seinen Willen einen Arzt schicken würde, könnte ich unter Umständen eine völlig unberechenbare Panikreaktion provozieren. Solche Fälle hat es immer wieder gegeben – einmal sogar mit tödlichem Ausgang, als ein bekannter Schlagersänger im Zustand völliger Verwirrung auf der Flucht vor den Rettern aus seinem Badezimmerfenster im zweiten Stock in den Tod gestürzt ist.
Also muss mal wieder eine kleine List her.
»Herr Lenzer, würden Sie sich denn von einem Feuerwehrmann helfen lassen?«

Sofort beruhigt er sich wieder: »Ja, Feuerwehrleute sind gut. Ihr habt doch auch diese Frequenzmessgeräte, oder?«
»Oh ja, die haben wir. In etwa 30 Minuten könnten wir bei Ihnen sein.«
»Gut! Ich warte. Und vergesst das Gerät nicht.«
»Nein, nein. Ganz bestimmt nicht.«
30 Minuten später klingelt ein ziemlich seltsam gekleideter Feuerwehrmann an Herrn Lenzers Tür. Die Hose ist irgendwie viel zu lang. Der aufgekrempelte Saum endet direkt über seinen einfachen Sportschuhen. Auch das blaue Poloshirt mit dem Emblem der Berufsfeuerwehr schlabbert zu weit und zu lang um seinen schmalen Oberkörper. In dem Outfit hätte ich keinen meiner Männer auf einen Patienten losgelassen. Wir haben aber auf der Feuerwache auf die Schnelle keine passende Kleidung für den Bereitschaftsarzt der Kassenärztlichen Vereinigung gefunden.
In der Feuerwehruniform gelingt es dem Doktor dann tatsächlich, den aus mehreren tiefen Kratzwunden blutenden Herrn Lenzer zu behandeln und seine imaginären Nanobomben dabei rückstandsfrei zu entfernen. Als Frequenzgerät dient ihm ein Strommessgerät aus unserem Fundus. Die Kur scheint tatsächlich gewirkt zu haben. Herr Lenzer hat jedenfalls seitdem nicht mehr angerufen.
Auch dieser Fall ist übrigens in die Ausbildung unserer jungen Kollegen eingegangen. Ich kenne zig solcher Fälle. Und jeder hat sein eigenes Drehbuch und seinen eigenen Film, den zu verstehen uns oft an die Grenzen des Vorstellbaren und auch der Geduld treibt. Unterm Strich jedoch bleibt immer mein Mitgefühl für diese Geplagten. Und eine große Dankbarkeit, gesund an Körper und Seele durchs Leben gehen zu dürfen.

Der Stresstest

Was macht ein Feuerwehrmann, der mit einem dröhnenden Föhn in der einen Hand und dem Funkhörer in der anderen mitten in der Fahrzeughalle sitzt und im schönsten Schweizerdeutsch »Flugwacht Zermatt 3! Flugwacht Zermatt 3!« ins Mikro plärrt? Ganz einfach: Er inszeniert einen Stresstest. Und zwar für einen Kollegen, der im dritten Stock gerade eine echte Feuerprobe bestehen muss. Dies ist eines dieser zuweilen etwas rustikal wirkenden Rituale, die wir Feuerwehrleute immer wieder gerne pflegen. Und die manchmal für die Akteure extrem peinliche Nachspiele beim Oberbranddirektor haben. Der Spaß ist das aber trotzdem wert. Und wir lachen heute noch Tränen, wenn wir uns an folgenden denkwürdigen Landeanflug erinnern.

Es ist ein Mittwoch, zufällig gerade kaum etwas los am Funk. Also eine prachtvolle Gelegenheit für einen kleinen, gemeinen Stresstest – eigens erdacht für unseren Kollegen Luggi, der in diesen Tagen erstmals allein als ausgebildeter Rettungsdienst-Funksprecher arbeitet. In dieser Funktion ist er zuständig für die gesamte Abwicklung des Rettungsdienstes auf Münchens Straßen und im Luftraum über der Stadt. Der anspruchsvollste Job in der Leitstelle, der eine rasche Auffassungsgabe, absolute Stressresistenz und Nerven wie Stahl voraussetzt. Und die stellen wir jetzt mal auf die Probe.

Luggi sitzt ganz vorne in der ersten Reihe und hat somit keinen Blick auf die feixenden Kollegen in seinem Rücken. Thomas verlässt unauffällig die Leitstelle und geht unten in der Halle mit Föhn und Funk in Position. Und schon meldet sich unter heftigem Föhngetöse der Kopilot der Schweizer »Flugwacht Zermatt 3« bei unserem Luggi und teilt mit, dass sie sich im Landeanflug auf das Krankenhaus rechts der Isar mit einem intubierten Patienten für die Urologische Intensivstation befindet. Zu diesem Zeitpunkt geht Kollege Luggi selbstverständlich von der Landung eines Schweizer Helikopters auf dem Dachlandeplatz des Klinikums aus. Ein Irrtum, wie sich gleich erweisen wird.

Denn der Kopilot fordert für die Lande- bzw. Startbahn eine Mindestlänge von 1,8 Kilometern – von wegen Helikopter! Hier scheint es sich um ein Flächenflugzeug zu handeln.
Von hinten beobachten wir gespannt die Veränderung, die mit unserem Kollegen vorgeht. Plötzlich sitzt er kerzengerade, fährt sich mit beiden Händen entsetzt durch die Haare und ruft: »Das ist unmöglich! Ich wiederhole: Das ist unmöglich! Sie können auf gar keinen Fall dort landen. Es handelt sich lediglich um einen Hubschrauberlandeplatz.«
Funkstille …
Der Kollege hakt nach: »Zermatt 3, wo befinden Sie sich?«
»Mier folget dä Isar in Richtung Norden. Unter üs befindet sich ein Hafen.«
Der Kollege rauft sich die Haare: »Was für ein Hafen, zum Teufel noch mal?«
»Also, unter uns staht definitiv ein Schiff!«
Zu diesem Zeitpunkt hören bereits alle Kollegen im gesamten Rettungsdienstbereich München und wahrscheinlich auch noch die Leitstellen im Umland mit und lauschen wohl mit wachsender Verwunderung diesem seltsamen Dialog.
Der Kollege ist jetzt aufgesprungen. Tatsächlich steht mitten in München der Seenotrettungskreuzer »Theodor Heuss« – und zwar im Hof des weltberühmten Deutschen Museums an der Isar. Und wieder unternimmt Luggi tapfer den Versuch, die drohende Flugzeugkatastrophe mitten in der Stadt zu verhindern.
Die Schweizer Crew hat sich jedoch mittlerweile entschieden, auf dem alten Flughafen Neubiberg zu landen. Leider ist der Katastrophencrew entgangen, dass dieser Flugplatz längst zum Skateboardpark umgebaut worden ist. Der Kollege dreht sich Hilfe suchend zu uns um. Dummerweise hat gerade absolut keiner Zeit für ihn. Auf seiner Stirn steht jetzt Schweiß. Und ich bekomme allmählich ein schlechtes Gewissen.
Schon meldet sich Zermatt 3 wieder und teilt mit, soeben gelandet zu sein – allerdings umgeben von zahlreichen Neugierigen. Kollege Luggi sinkt weiß wie die Wand mit zitternden Händen in seinen Stuhl.

»Wo sind Sie gelandet, Zermatt 3?«, fragt er matt und betont dabei jedes Wort, als habe er einen schleimigen Frosch auf der Zunge. »Moment, i muess luege …«, antwortet Thomas in wunderbarem Schweizer Singsang und macht es spannend. Und dann, nach einer gebührenden Pause: »Uff d'Schild staht Mariahilfplatz. Es isch a bizeli knapp gsi …«

In der hinteren Reihe verschwinden zwei Kollegen unter Lachkrämpfen unter ihren Tischen. Mein Telefon klingelt. Kollegen vor Ort erkundigen sich besorgt, ob bei uns alles in Ordnung sei. Die Frage ist berechtigt: Denn der Mariahilfplatz im Stadtteil Au umgibt die gleichnamige Pfarrkirche. Und hier mit einem Flächenflugzeug zu landen, käme einem Kamikaze-Kommando gleich und hätte das berühmte neugotische Bauwerk ohne Weiteres pulverisieren können.

Das ganze Szenario hat nur zwei, drei Minuten gedauert, unseren armen Kollegen aber um Jahre altern lassen. Bevor Luggi die Blaulichtarmada von Polizei, Feuerwehr und den Rettungsdienst zur Patientenübernahme in Gang setzt, klären wir ihn auf. Es dauert einen Augenblick, bis er die ganze Tragweite begreift. »Spinnt ihr, oder was?«, stößt er dann hervor. Der Rest seiner Reaktion kann aus Gründen des Jugendschutzes an dieser Stelle nicht zitiert werden. Zornesrot verlässt er schließlich die Leitstelle, gönnt sich einen Kaffee und tobt sich später wie ein Wilder unten in unserem Kraftraum aus.

Am nächsten Tag kommt Thomas' Friedensangebot in Form von zwei Packungen original Schweizer »Schoggi-Keksen«, die er Luggi »im Namen von Flugwacht Zermatt 3 als Dank für d'erschtklassige Unterstützung« überreicht. Der Vollständigkeit halber sei erwähnt, dass sich die beiden rasch wieder versöhnt haben.

Weniger beeindruckt von unseren Kunstflügen zeigt sich unser damaliger Dienststellenleiter, der für unseren Bruchpiloten Thomas eine alarmierend zeitnahe Punktlandung organisiert – und zwar in seinem Büro. Kurz bevor Thomas sich, von unseren guten Segenswünschen begleitet, zu seinem Generalanschiss auf den Weg in die Hauptfeuerwache macht, gibt ihm ein Kollege noch eine Feuerwehrweisheit mit auf dem Weg: »Je schneller man in ein großes Schlagloch fährt, desto heftiger haut's einen hinten raus!« Die Bedeutung dieser Metapher ist dem armen Thomas nur allzu klar.

Die befürchtete Bauchlandung fällt dann jedoch weniger hart aus als erwartet. Der Mitarbeiter der Personalabteilung empfängt ihn zwar mit steinerner Miene und auch der Oberbranddirektor ist nicht gerade strahlendster Laune. Doch das verdächtige Zucken in seinen Mundwinkeln ist Thomas nicht entgangen. Unser oberster Chef belässt es letztlich bei einem sanften Rüffel, Thomas solle diesen Unfug in Zukunft unterlassen – und wenn es denn absolut nicht zu vermeiden sei, dann solle das bitte so geschehen, dass nicht die ganze Stadt dabei zuhören könne.

Ich wette, er hat noch geschmunzelt, als Thomas den Raum schon längst verlassen hatte. Aber da kann ich mich natürlich auch irren …

Der Teddybär

Die Demenz alter Menschen äußert sich in so vielen Formen. Doch alle haben eines gemeinsam: Die Umwelt verändert sich in den Augen dieser Menschen ständig und macht ihnen Angst. Runde Teppiche sind plötzlich gefährliche Löcher. Die gewohnten Kissen auf dem Sofa mutieren zu fremden Gästen, die einfach nicht mehr gehen wollen. Und selbst harmloses Kinderspielzeug birgt ungeahnte Gefahren. Mit Logik ist da nichts zu machen. Also versetzen wir uns besser in die Lage derer, für die diese Bilder nun mal beängstigende Realität sind.

»Die Feuerwehr. Der Rettungsdienst. Grüß Gott!«

»Hier spricht Frau Herzog aus Haidhausen. Bitte helfen Sie mir. Ich weiß nämlich nicht, was ich jetzt machen soll.«

Ihre Stimme ist die einer hochbetagten Seniorin. Dünn wie Pergamentpapier. Sie ist sicherlich schon jenseits der 80 Jahre, vielleicht sogar schon 90 Jahre alt.

»Aber gern. Wie kann ich Ihnen helfen?«

»Im Flur hinter meiner Wohnungstür liegt ein Teddybär.«

»Ah ja. Den hat Ihr Enkelchen sicherlich dort liegen lassen, ja?«

»Ich habe keinen Enkel. Ich habe überhaupt niemanden mehr. Alle in meiner Familie haben diese Welt schon längst verlassen. Und ich weiß nicht, wie der Teddybär da hingekommen ist.«

»Tja. Das weiß ich natürlich auch nicht. Sie könnten ihn ja mal aufheben …«

»Ich trau mich nicht.«

»Wieso nicht?«

»Er könnte vielleicht explodieren …«

»Wie kommen Sie denn darauf?«

»Na ja, man sieht doch so vieles im Fernsehen, was da immer alles explodiert auf der Welt …«

Ach herrjeh. Die Ärmste.

»Also, Frau Herzog. Ich schlage vor, wir heben den jetzt mal zusammen auf. Ich bleibe am Telefon und wir gehen jetzt zu dem Teddybären.«
»Nein, ich möchte das nicht. Der schaut mich so an.« Ihre Stimme zittert ängstlich. Ich kann und will die alte Dame zu nichts zwingen, was ihr Angst einjagt. Also lieber eine neue Taktik.
»Haben Sie vielleicht einen netten Nachbarn?«
»Ja, unsere Hausmeisterin, die Frau Isic gegenüber, hilft mir manchmal. Und ihr Mann hat mir neulich sogar das Waschbecken repariert.«
Na bitte. Das ist unser Mann.
»Ich schlage vor, Sie klingeln mal bei der Familie. Die werden Ihnen helfen.«
»Ja, wenn Sie meinen … Moment bitte …«
Ich kann hören, wie sie den Schlüssel an ihrer Wohnungstür innen zweimal umdreht. Die Vorlegekette rasselt. Dann höre ich das Klacken mehrerer Riegel. Frau Herzog scheint wie sehr viele ältere Menschen in der ständigen Angst zu leben, dass jemand bei ihr eindringen könnte.
Am Telefon kann ich verfolgen, wie sie Herrn Isic das Bärchenproblem erklärt.
»Der Herr von der Feuerwehr hat gesagt, Sie helfen mir.«
»Aber ja, Frau Herzog, ich schau gleich mal nach.« Ich sehe ihn förmlich nachsichtig lächeln. Er scheint die alte Frau Herzog ganz gut zu kennen. Sie ruft ihm noch zu: »Seien Sie bloß vorsichtig!«
Schritte auf dem Flur. Und dann höre ich seinen überraschten Ausruf: »Aber Frau Herzog, da liegt ja gar kein Teddybär. Das ist Ihre braune Jacke, sehen Sie?«
»Ach du meine Güte. Ja, wenn das so ist. Ich danke Ihnen recht schön. Und entschuldigen Sie bitte, Herr Isic.«
Und zack, die Verbindung wird unterbrochen – mich hat sie wieder vergessen. Sie hat einfach aufgelegt.
Ich kenne das Viertel und die Straße, in der Frau Herzog lebt. Im Geiste sehe ich eine alte Frau in einem alten Mietshaus zurückkehren in ihre alte Welt. Ich habe oft solche Wohnungen alleinstehender Senioren während meiner aktiven Rettungsdienstzeit gesehen.

Riesige Altbauwohnungen, oft fünf oder sechs Zimmer, in denen die Zeit stehen geblieben zu sein scheint. Hier lebte einst das betuchte Münchner Bürgertum. Das Leben einer ehemals großen Familie – jetzt nur noch konserviert in Möbeln, Fotos, Bildern und staubigen Erinnerungsstücken, deren Geschichten niemand mehr kennt. Nur noch aufbewahrt von den letzten Lebenden wie Frau Herzog. Wenn sie die Augen für immer schließt, wird wohl der Trödler oder bestenfalls ein Antiquitätenhändler kommen. Die Erinnerungen ihres langen Lebens werden schon bald in alle Winde zerstreut oder vernichtet sein. Die Geschichte einer großen Familie – für immer ausgelöscht. Was bleibt? Vielleicht nur noch ein Grab auf dem Ostfriedhof, an dem schon bald niemand mehr weint.
Ich sitze ein wenig melancholisch da und überlege mir, wie ich wohl denken, fühlen und meine Umwelt wahrnehmen werde, falls ich jemals so alt werden sollte wie Frau Herzog. Ist das überhaupt erstrebenswert? Ich weiß es wirklich nicht.

Ententage

In frostigen Winternächten haben die Münchner Bäche, Flüsse und Seen die überraschende Eigenschaft, in großen Teilen relativ schnell zuzufrieren. Die wilden Tiere in der Stadt und die unzähligen Wasservögel kommen damit klar. Nur der Mensch – der wittert plötzlich überall Gefahren fürs geliebte Federvieh. Und so wird das Wassergetier aus lauter falsch verstandener Tierliebe mancherorts regelrecht krank gemästet. Im Englischen Garten waren die Schwäne zeitweise so fett, dass sie kaum noch fliegen konnten und in der Startphase schon mal einen Fahrradfahrer glatt über den Haufen geflogen haben. Da steht man dann am Fenster, schaut hinaus in den jungen, froststarren Morgen und weiß: Heute ist Ententag. So sicher, wie diese Tiere Bürzel haben. Und siehe da: Der erste Anruf zum Thema lässt meist nicht lange auf sich warten.

Variante 1:

»Die Feuerwehr. Der Rettungsdienst. Grüß Gott!«

»Ich glaube, am Kanal ist eine Ente im Eis eingefroren. Könnten Sie da mal schauen?«

Variante 2 klingt schon dramatischer:

»Da klebt ein Schwan mit den Füßen im Eis fest. Er bewegt sich schon gar nicht mehr. Bitte schicken Sie doch mal jemanden. Man kann es ja gar nicht mehr mitansehen.«

Spätestens bei Variante 3 gibt es kein Entrinnen mehr:

»Hier spricht die Familie Schmidt. Wir stehen mit den Kindern am Olympiasee. Draußen auf der Eisfläche zappelt verzweifelt eine Ente. Sie ist eingefroren. Sie stirbt! Die Kinder weinen schon. Kommen Sie schnell!«

Das Einzige, was den vermeintlich Eingefrorenen jetzt wirklich helfen würde, wäre absolute Ruhe für ihr perfekt ausgeklügeltes Energiesparprogramm bei großer Kälte. An dieser Stelle über das geniale Frostschutzsystem der Venen und Arterien im winterlichen Vogelfuß zu dozieren würde jetzt sinnlos verpuffen. Außerdem bin ich kein

Biolehrer, sondern Feuerwehrmann. Und für den hat die Beruhigung des besorgten Bürgers stets Priorität.
Und so starten also zwei gestandene Männer der Berufsfeuerwehr mit dem sogenannten KLAF – unserem Kleinalarmfahrzeug – zur sofortigen Entenrettung. Die geht erfahrungsgemäß in ungefähr 99,8 Prozent der Fälle immer gleich aus: Wir nähern uns mehr oder weniger elegant kriechend, rutschend oder auf der Leiter fahrend dem überraschten Federtier, das kurz vor dem beherzten Zugriff locker durchstartet – um sich nur 30 Meter weiter in einer flachen 180-Grad-Kurve gleich wieder auf dem Eis niederzulassen. Noch Fragen?
Die Fälle, in denen wir tatsächlich mal ein geschwächtes, krankes oder verletztes Tier auf dem Eis eingefangen haben, lassen sich in einer Wintersaison an einer Hand abzählen. Eingefroren war jedenfalls meines Wissens bislang kein einziges. Der verbriefte Eisentenrekord stammt übrigens aus dem eisigen Winter 2011/12 und liegt derzeit bei neun (!) Einsätzen an einem einzigen Vormittag. Die Kollegen sind beinahe durchgedreht.
Ententage gibt es übrigens auch im Sommer. Der kurioseste Fall ereignete sich im Jahr 2012 bei den Festivitäten zum 40-jährigen Jubiläum im Münchner Olympiapark. Da erreichte uns der Anruf einer Frau, die vor lauter Aufregung schier schon hyperventilierte: »Acht verwaiste Entchen im Olympiasee. Ich glaube, sie ertrinken unter dem Wasserfall. Schnell! Kommt bitte ganz schnell!« Dass gleich acht Entenkinder auf einmal ertrinken, würde mich ja sehr verwundern, aber bitte sehr. Inmitten der vielen Menschen im Park stellte auch die Wasserwacht ihre Organisation vor. Und die bat ich nun um Hilfe. Die Wasserwachtkollegen gaben sich unter dem Gelächter zahlreicher Zuschauer mit Boot und Netz unglaubliche Mühe, die ängstlich fiepende Bürzeldynastie einzufangen und vorsichtig oberhalb des Wasserfalls wieder abzusetzen. Es dauerte selbstverständlich keine zehn Minuten, da ließen sich alle acht Küken wieder vergnügt eine Etage tiefer rutschen. Der Wasserfall war nämlich gerade mal 30 Zentimeter hoch und diente den Entenkindern als persönliches Spaßbad. Sorry, Kollegen, für die Nummer schäme ich mich noch heute.

Viola

Es war bis dahin eine ganz normale Nacht. Die Anrufe plätscherten so dahin: Mein Kind hat Fieber. Wo finde ich das nächste Krankenhaus? Mein Mann hat eine Nierenkolik … Lauter Fälle für den Ärztlichen Bereitschaftsdienst. Was sich um 3.12 Uhr schlagartig ändert.

Ahnungslos nehme ich den Anruf an – und wäre vor Schreck beinahe mit meinem Sessel umgekippt. Eine Frau am anderen Ende der Leitung schreit fürchterlich. Sie scheint halb wahnsinnig zu sein vor lauter Angst. Und ich verstehe kein einziges Wort: »Segítség!! Erözsak!! Rendörség!! Megerözsakoltak!!! Hívja a rendörséget!!!«

Und immer wieder flehentlich, voller Angst: »Kérem, segítsen nekem! Kérem, segítsen nekem!«

Was für eine Sprache ist das?

Schon macht sich in mir diese gefürchtete Hilflosigkeit breit, mit der alle Disponenten in den Einsatzzentralen dieser Welt zuweilen zu kämpfen haben. Du bist so weit weg vom Einsatzgeschehen, willst und musst natürlich helfen und hast doch das schreckliche Gefühl von Machtlosigkeit.

So ergeht es auch mir in dieser Nacht.

Neuer Versuch auf Englisch. Weil doch die meisten Menschen zumindest ein paar Worte in dieser Sprache verstehen: »Madam, please. We will help you. Wir werden Ihnen helfen. Do you speak english? Sprechen Sie Englisch?«

Null Reaktion. Sie scheint mich nicht zu verstehen. Stattdessen hat sie nun einen Weinkrampf, schluchzt und schreit mit sich ständig überschlagender Stimme: »Kérem, segítsen nekem! Kérem, segítsen nekem!« Im Hintergrund hört man dumpfes Poltern. Es klingt, als ob jemand gegen eine Tür schlägt. Ist sie etwa eingeschlossen?

Meine Sprachkenntnisse sind nicht gerade berühmt. Aber diese Sprache glaube ich schließlich doch zu erkennen. Ich hatte in Jugendtagen ein Faible für Historienfilme, speziell die aus der österreichisch-unga-

rischen k. u. k. Monarchie. Wenn mich also nicht alles täuscht, dann spricht diese Frau Ungarisch. Aber wo ist sie? Was ist geschehen? Ist sie ernsthaft in Gefahr?
In unserem Informationssystem des Einsatzleitrechners sind die Namen aller Sprachtalente in unseren Reihen hinterlegt. Aktuell haben wir Kollegen, die Englisch, Französisch, Italienisch, Polnisch, Russisch, Schwedisch, Türkisch, Spanisch, Tschechisch und – Hurra! – Ungarisch sprechen. Die Sache hat nur einen Haken: Wenn wir mal unsere hauseigenen Dolmetscher brauchen, sind die oft nicht greifbar. So ist es auch in diesem Fall. Unter der Nummer unseres Ungarnspezialisten meldet sich nur die Mailbox. Rückfrage auf der Wache. Der Kollege hat Urlaub. Mist!
Und noch immer wissen wir nicht, was der völlig verängstigten Frau am anderen Ende der Leitung eigentlich fehlt. Also nächster Versuch: In der Leitstelle haben wir die Möglichkeit zur sogenannten Wachdurchsage. Das bedeutet: Wir lassen einen Rundruf an alle los. In sämtlichen Räumen aller Münchner Feuerwachen – auch in den Ruheräumen – hören die Kollegen nun meine Stimme: »Hier spricht die Leitstelle. Wir suchen dringendst jemanden, der Ungarisch spricht oder uns einen Ungarisch sprechenden Dolmetscher vermitteln kann. Bitte unbedingt sofort melden! Ich wiederhole: …«
Weil Wachdurchsagen dieser Art eher selten sind, weiß jetzt jeder diensthabende Kollege, dass das ein Ernstfall ist. Und tatsächlich: Keine 20 Sekunden später klingelt mein Telefon. Ein Kollege meldet sich: »Ich spreche selbst zwar kein Ungarisch, aber ich habe im letzten Sommer Urlaub in Ungarn gemacht. Unser Pensionswirt spricht sehr gut Deutsch. Ich rufe ihn gerade nebenher schon an.« Super!
Kurz darauf steht die Dreiertelefonkonferenz zwischen München und dem Plattensee, wo der freundliche ungarische Pensionswirt gern bereit ist, mitten in der Nacht Dolmetscherdienste für uns zu verrichten. Und so erfahren wir, was unserer verzweifelten Patientin widerfahren ist. Sie heißt Viola, ist 21 Jahre alt, lebt allein im Münchner Stadtteil Ramersdorf, ist in der Nacht von einem ihr bekannten Mann vergewaltigt worden und fühlt sich extrem bedroht. Der Täter ist näm-

lich noch in der Wohnung. Sie hat sich mit ihrem Handy im Bad eingeschlossen und fürchtet, er könne jeden Moment die Tür eintreten. Die Situation ist also überaus dramatisch.
Sehr geschickt versteht es der Pensionswirt im fernen Ungarn, unserer traumatisierten Patientin zumindest ein paar Basisinformationen und vor allem ihren Aufenthaltsort zu entlocken. In ihrer Angst ist der zutiefst gedemütigten jungen Frau kein Wort Deutsch mehr eingefallen und sie hat nur noch auf Ungarisch die Worte »Polizei«, »Vergewaltigung« und die flehentliche Bitte »Bitte helft mir!« herausgebracht. Das Gespräch mit dem Landsmann scheint sie ein wenig zu beruhigen und ihr Sicherheit zu geben. Sie schreit jetzt nicht mehr, schluchzt aber herzzerreißend. Der Mann scheint mittlerweile die Wohnung verlassen zu haben.
In solch einer Situation ziehen sich die Minuten hin wie Stunden. Die Nerven sind zum Zerreißen gespannt. Mir klebt schon das Hemd am Leib. Keine zwei Minuten später sind Rettungsdienst und Polizei auf dem Weg zu ihr. Ich höre, wie der Ungar am Telefon beschwichtigend auf die Frau einredet, dann vernehme ich ein Klingeln. Sie legt den Hörer hin, schließt die Tür auf. Ich kann vor meinem inneren Auge förmlich sehen, wie sie den Kollegen unendlich erleichtert und am ganzen Leibe zitternd in die Arme fällt. Armes, armes Mädchen. Zumindest ist Viola nun in Sicherheit und in guter medizinischer und psychologischer Betreuung. Ich danke dem freundlichen Ungarn und auch unserem geistesgegenwärtigen Kollegen sehr und beende das Telefonat.
Ich weiß nicht, was aus Viola geworden ist. Ich hoffe aber, dass der Kerl, der ihr das angetan hat, im Knast sitzt. Er wird eines Tages wieder frei sein. Viola dagegen bleibt für den Rest ihres Lebens eine Gefangene ihrer bösen Erinnerung. Mich packt die blanke Wut, wenn ich daran denke.

Der ehrenwerte Herr Feldmann

Ich glaube fest an das Gute in den Menschen. Könnte ich daran nicht mehr glauben, dann wollte ich hier nicht länger arbeiten. Und ich bin nach wie vor – allen Unkenrufen zum Trotz – fest davon überzeugt, dass die große Masse der Bürger dieser Stadt quer durch alle Generationen und Gesellschaftsschichten im Falle eines Notfalls nicht wegschauen würde. Nach meiner Erfahrung scheint es sich eher um große Unsicherheit zu handeln, wenn Menschen in Notsituationen falsch oder auch gar nicht reagieren: Ich weiß nicht, ob ich das kann. Mein Erste-Hilfe-Kurs ist schon so lange her. Was ist, wenn ich was falsch mache? Kann ich dann zur Verantwortung gezogen werden? Solche Fragen habe ich schon oft gehört und konnte diese Sorgen stets zerstreuen. Falsch ist nur, nichts zu unternehmen. Außerdem stehen wir den Laienhelfern, wenn nötig, auch am Telefon bei.
Die Ausnahme bestätigt aber bekanntlich die Regel. Und ausgerechnet solch ein Exemplar mit ausgeprägtem Gleichgültigkeitssyndrom kommt an einem trüben Winternachmittag als Erster zu einem schweren Unfall im Landkreis München.
Von der Stimme her schätze ich ihn auf etwa 60 Jahre. Typ hart arbeitender, erfolgreicher Manager oder Geschäftsmann. Erfolgsgewohnt. Selbstsicher. Beherrscht und kühl. Exzellentes Hochdeutsch. Der guten Gesprächsqualität nach zu urteilen, meldet er sich über die Freisprechanlage einer großen Limousine.
»Die Feuerwehr. Der Rettungsdienst. Grüß Gott!«
»Grüß Gott, Feldmann mein Name. Ich befinde mich auf der Bundesstraße 11 zwischen Baierbrunn und Schäftlarn. Kurz vor dem Ortseingang Schäftlarn hat sich ein roter Kleinwagen überschlagen. Er liegt neben der Straße auf dem Dach im Feld.«
»Brennt das Fahrzeug?«
»Nein. Jedenfalls hat es vorhin noch nicht gebrannt. Aber es lag jemand daneben. Das wollte ich Ihnen nur mitteilen.«

Beeindruckend präzise Beschreibung. Und trotzdem stört mich diese ungewöhnlich emotionslose Art, in der er einen Notruf absetzt. Im gleichen Ton würde er wohl Socken kaufen oder Rührei mit Speck und Tomaten bestellen.

»Wie viele Verletzte sind es? Können Sie Erste Hilfe leisten, Herr Feldmann?«

»Das ist schlechterdings unmöglich.«

Sage ich doch, komischer Typ.

»Wieso ist das nicht möglich?«

»Weil ich mich nicht mehr am Unfallort befinde.«

Bitte?? Kann es wirklich wahr sein, dass der Mann einfach weitergefahren ist? Ich spüre, dass mein Puls steigt, zwinge mich zur Ruhe, schicke nebenher einen Rettungswagen und die Polizei auf die Reise und verständige die Einsatzzentrale München-Land, die wiederum die nächstgelegene Freiwillige Feuerwehr informiert. Klingt ein bisschen umständlich und ist es auch. Aber so ist das in München nun mal geregelt.

Zurück zum Anrufer. Ich versuche krampfhaft, meine Stimme zu entschärfen.

»Es wäre sehr wichtig für uns, wenn Sie dort bleiben und uns einige Angaben über den Zustand der Patienten machen könnten, Herr Feldmann.«

»Es tut mir leid. Ich habe leider keine Zeit mehr. Ich habe Termine einzuhalten.«

Tief in meinem Inneren spüre ich diesen bösen kleinen Knoten aufsteigen, der jeden Moment explodieren kann. Was denkt sich der Mann eigentlich? Das hier ist doch kein Börsenspiel. Hier geht es um Menschenleben. Tief durchatmen. Nächster Versuch.

»Herr Feldmann, ich kann Sie natürlich nicht zwingen. Ich bitte Sie aber, am Unfallort zu bleiben. Wir sind bereits unterwegs. Sie müssten wirklich nicht lange warten.« Und setze den Satz im Geiste wütend fort: »Es könnten allerdings deine eleganten Straußenlederschuhe, dein Kaschmirmantel und deine manikürten Palmolive-Händchen schmutzig werden, du Blödmann.«

Und schon fange ich mir natürlich die nächste, gestochen scharf formulierte Abfuhr ein. In seiner Stimme klirren jetzt Eiszapfen: »Und ich sagte Ihnen bereits, dass ich Termine habe, die keinen Aufschub dulden. Ich habe meiner Bürgerpflicht Genüge getan und Sie informiert. Das muss Ihnen reichen. Ich kann und will das jetzt wirklich nicht mehr mit Ihnen diskutieren. Guten Tag.«

Gespräch beendet. Einfach aufgelegt. Gibt's doch nicht!

Der Kollege nebenan signalisiert, dass bereits andere Autofahrer angehalten und Erste Hilfe geleistet haben. Der Patient war allein im Auto und ist schon wieder ansprechbar. Die Sache scheint also glimpflich abgelaufen zu sein.

Nachts liege ich mal wieder wach im Bett und frage mich, ob und wie der ehrenwerte Herr Feldmann überhaupt noch ruhig schlafen kann. Ich hätte größte Lust, ihn wegen unterlassener Hilfeleistung hinzuhängen, und weiß doch, dass das überhaupt keinen Sinn macht und juristisch wahrscheinlich auch nicht haltbar wäre. Immerhin hat er angerufen. Mehr war von diesem Mann, der es offensichtlich gewohnt ist, stets andere für sich arbeiten zu lassen, wohl nicht zu erwarten. Sind Egoismus und zunehmende Gleichgültigkeit gegenüber den Nöten der anderen der Preis für unsere hektische Zeit? Gibt es wirklich Menschen, die es als Zumutung empfinden, ohne Gegenleistung Verantwortung für andere zu übernehmen? Ja, die gibt es leider. Er kann einem eigentlich nur leidtun, der ehrenwerte Herr Feldmann.

Wenn einer eine Reise tut ...

Der Feuerwehrmann an sich ist ein sehr soziales Wesen, das gerne hilft, äußerst kontaktfreudig ist und mit Begeisterung Freundschaften weit über alle Grenzen hinaus pflegt. Die Kollegialität der Feuerwehrleute untereinander ist in der Tat legendär. Man scheut weder Kosten und schon gar keine Mühen und kann sich eigentlich weltweit auf die Kollegen verlassen.

Das wissen natürlich auch die Feuerwehrleute im Ruhrgebiet, die sich an einem Wochenende im Jahr 2006 mit einem Konvoi von fünf ausrangierten, 25 Jahre alten Feuerwehrfahrzeugen auf die 4000 Kilometer lange Reise über Brindisi und Izmir in die türkische Hafenstadt Mersin am östlichen Mittelmeer machten. Dort wurden die Fahrzeuge »Made in Germany« bereits sehnsüchtig erwartet. Viele ehemalige Feuerwehrfahrzeuge aus Deutschland erleben in diesen Ländern ihren zweiten Frühling – ein Akt der humanitären Hilfe für Regionen, die nun mal nicht das Geld für neue Fahrzeuge haben.

Leider stand die Fahrt der Kollegen aus Nordrhein-Westfalen nicht gerade unter einem guten Stern und endete erstmals abrupt mit dem hässlichen Geräusch entweichender Luft nach 300 Kilometern etwa auf der Höhe von Aschaffenburg. Ein Reifenplatzer – der klassische Standschaden an Fahrzeugen, die längere Zeit nicht bewegt wurden. Das Reifengummi wird auf die Dauer spröde. Und schon klingelte bei mir kurz nach dem Mittagessen das Telefon: »Wir haben soeben unseren letzten Reservereifen aufgezogen, befürchten aber, dass das nicht der letzte Reifenplatzer war. Habt ihr in München rein zufällig noch solche Reifen?«

Nun gibt es zwischen Aschaffenburg und München eine ganze Reihe Feuerwehren, die nun wirklich sehr viel näher dran wären. Die Wahl der Kollegen war jedoch von Anfang an auf uns gefallen. »Wir haben halt die besten Erfahrungen mit euch in München gemacht«, begründete der Kollege seine Entscheidung. Danke für die Blumen.

Der Grund für unseren guten Ruf verbirgt sich hinter den Toren der Feuerwache 9, und zwar in Form der anerkannt guten Kfz-Werkstatt inklusive eines Lagers, das wir liebevoll »Flohmarkt« nennen. Unser diensthabender Fahrzeugmeister Werner vollbringt dort nämlich wahre Wunder und hortet ungeahnte Ersatzteilschätze aus der Welt der Feuerwehrfahrzeuge der letzten 50 Jahre. Es würde niemanden wundern, wenn er für unseren ältesten Oldtimer –, einen 53 Jahre alten, toprestaurierten BMW V8 von 1959 –, falls notwendig, mal eben einen neuen Kotflügel hervorzaubern würde. Der Dienststellenleiter und der diensthabende Direktionsdienst gaben grünes Licht. Und so suchte Werner in seinem ungeheuren Sammelsurium mehrere passende Reifen für die pannengefährdeten Blaulicht-Schnauferl.

Der nächste Hilferuf von der Autobahn ließ nicht lange auf sich warten und kam um 23 Uhr – diesmal von der Autobahn bei Allershausen, immer noch 40 Kilometer vor den Toren Münchens. Soeben hatte sich auch der letzte Reservereifen zerlegt. Damit war so kurz nach dem Start bereits die gesamte Reise in Gefahr.

Rein zufällig lebt in Allershausen aber ein Kollege, dessen Frau dort ein Fuhrunternehmen betreibt und im Besitz eines bestens geeigneten Tiefladers ist. Und der fuhr los, lud den Blaulichtpatienten auf und erschien dicht gefolgt vom Rest des Konvois mitten in der Nacht in München auf der Feuerwache 9. Die Unterkünfte für die müden Kollegen standen schon bereit. Und wiederum rein zufällig hatte in dieser Nacht ein Kollege Dienst, der die Befähigung und auch die amtliche Erlaubnis hat, Lkw-Reifen auf Felgen zu montieren. Und weil unser Fahrzeugmeister mitdenkt, richtete er gleich mehrere Reifensätze aus seinem unerschöpflichen Lager her und kontrollierte alle Fahrzeuge so gründlich, dass sie die Alpenüberquerung zur Fähre nach Italien eigentlich schaffen mussten. Zur Sicherheit hielten sich sogar die Kollegen in Bozen/Südtirol bereit, um im Falle neuer Probleme zur Stelle zu sein. Wir haben aber nichts mehr gehört und nehmen daher an, dass unsere Kollegen Brindisi erreicht und ihre Fahrzeuge ohne weitere Probleme in die Türkei überführt haben.

So nebenbei erwähnte unser Fahrzeugmeister später einmal, dass er heilfroh war, die alten Reifen endlich losgeworden zu sein. In unserem Fuhrpark fährt damit schon lange kein einziges Auto mehr. So hatte er endlich wieder Platz geschaffen für neue Raritäten. Aber das sollten wir eigentlich nicht so laut sagen.

Feuerwehrfreundschaft

Der Notruf kommt am frühen Morgen. Es ist eine ältere Dame. Und ich verstehe mal wieder kaum ein Wort. Ein aufgeregter Schwall in italienischer Sprache ergießt sich über mich, gefolgt von Tränen und Schreien und vielen verzweifelten »Mamma mia«. Zwischendurch wird der Hörer immer wieder aus der Hand gelegt. Im Hintergrund schreit ein kleines Kind. Für solche Momente habe ich mir ein paar Sätze in den gängigsten Sprachen aufgeschrieben, um den Leuten wenigstens sagen zu können, dass ich mich bereits um ihr Problem kümmere und dass sie nicht auflegen dürfen. Und so lege ich also los. Meine Aussprache ist wahrscheinlich eine Katastrophe, aber egal.
»Aiutiamo!« – Wir helfen Ihnen.
»Un momento per favore!« – Einen Moment bitte.
»Sie prega di non riagganciare!« – Bitte legen Sie nicht auf.
»Sarò subito da lei.« – Ich bin gleich wieder bei Ihnen.
»Si prega di calmarsi, signora!« – Bitte beruhigen Sie sich, Signora!
Wie gut, dass uns unsere Kollegen in der Einsatzzentrale der Berufsfeuerwehr Bozen/Südtirol für solche Fälle Tag und Nacht zur Verfügung stehen. Es ist eine freundschaftliche Kooperation, die wir im Jahr 2008 besiegelt haben und die sich seit Jahren bewährt hat – vor allem zur Oktoberfest-Zeit, wenn am sogenannten Italiener-Wochenende Zehntausende Besucher aus dem schönsten Land der Welt über den Brenner nach München kommen.

Ich schalte also via Telefonkonferenz einen Bozener Kollegen dazu, der gut Deutsch spricht und mein Problem sofort erfasst. Ich werde zunächst Ohrenzeuge eines wilden Palavers und erfahre dann, dass wir es tatsächlich mit einem ernsthaften Notfall zu tun haben.

Die Anruferin ist eine Großmutter aus Süditalien, die mit ihrem 62-jährigen Mann zu Besuch bei ihrer Familie in München ist und in Abwesenheit ihrer Kinder die Enkelchen hütet. Weder Großvater noch Großmutter sprechen ein Wort Deutsch, die Enkel sind zu klein und die Kinder nicht erreichbar. Am frühen Morgen nach dem Aufstehen war dem Großvater übel, er klagte über Herzrasen, Atemnot, Engegefühl und große Schmerzen in der Brust. Und nun liegt er schweißüberströmt und scheinbar mehr tot als lebendig und kaum noch ansprechbar in der Küche auf dem Boden und bekommt schlecht Luft.

Binnen weniger Minuten ist das Notarztteam bei ihm, versorgt ihn notfallmedizinisch und fährt ihn mit Blaulicht in die Klinik. Gerade noch rechtzeitig. Es handelte sich tatsächlich um einen akuten Herzinfarkt.

So haben unsere Freunde jenseits des Brenners ihrem Landsmann wahrscheinlich das Leben gerettet.

Die richtige Nummer

Hand aufs Herz: Wüssten Sie auf Anhieb die Notrufnummer von Feuerwehr oder Polizei in dem Land, in dem Sie zuletzt Urlaub gemacht haben? 50 Millionen Bundesbürger unternehmen nach Schätzung des Auswärtigen Amtes alljährlich eine Auslandsreise. Doch über Notfallnummern machen sich speziell die jüngeren Leute wahrscheinlich überhaupt keine Gedanken. Bis der Notfall dann eben eintritt.

So erging es einem deutschen Urlauber, der sich an einem Juninachmittag im Jahre 2006 bei uns meldete.

»Die Feuerwehr. Der Rettungsdienst. Grüß Gott!«

Rauschen und Knacken in der Leitung. Eine deutsche Handynummer. Aber die Verbindung ist schlecht. Ich lege nach: »Hallo? Die Feuerwehr. Der Rettungs...«

»Oh Gott sei Dank! Ich bin so froh, Sie zu hören. Oh Scheiße ...« Stöhnen.

Die schmerzverzerrte Stimme eines Mannes.

»Hallo, mit wem spreche ich? Was ist los bei Ihnen?«

»Mein Name ist Simonis. Herbert Simonis aus München. Ich bin aber in Griechenland, auf der Insel Thassos.« Er atmet schwer.

»Ich hatte gerade einen Unfall auf den Serpentinen, bin mit meinem Motorroller gestürzt. Ich liege hier in der Böschung und habe wahnsinnige Rückenschmerzen. Ich kann meinen Sohn nicht erreichen. Ich habe auch keine Ahnung, wie man hier die Polizei erreicht. Es ist auch niemand da. Ich weiß einfach nicht, was ich jetzt machen soll.«

Er atmet schnell, er hat Angst. Der Mann liegt schließlich auch fast 2000 Kilometer von daheim entfernt schwer verletzt in einem griechischen Straßengraben. Immerhin ist er bei Bewusstsein und hat ein funktionierendes Handy. Ein Glücksfall in dieser fatalen Situation. In seiner Not hat er einfach die gewohnte deutsche Notrufnummer 112 in der Heimat mit der Vorwahl von Deutschland und München gewählt. Ganz schön clever. Das würde heute übrigens so nicht mehr

funktionieren. Um vom Ausland aus in der heimatlichen Rettungsleitstelle in Deutschland zu landen, müssten Sie die alte Notruf-Rufnummer 19222 mit Länder- und Ortsvorwahl wählen.
Seine Rückenverletzung macht mir Sorgen.
»Herr Simonis. Ganz ruhig. Sie haben alles richtig gemacht. Bleiben Sie einfach liegen. Versuchen Sie nicht aufzustehen. Wir kümmern uns jetzt um Sie und suchen Ihnen Hilfe. Wo sind Sie?«
»Ich weiß es nicht genau. Irgendwie zwischen zwei Ortschaften. Ich kann aber von hier aus auf die Stadt Rachoni hinunterschauen.«
Rachoni – von dieser Stadt auf der griechischen Insel Thassos habe ich vorher noch nie gehört. In solchen Fällen ist die Auslandsauskunft häufig hilfreich. Ein Kollege macht sich sofort ans Werk, bekommt die Telefonnummer der Polizei von Kavala auf dem griechischen Festland und hat Glück: Er gerät an einen Polizisten, der recht gut Englisch spricht, das Problem sofort erfasst und auf Thassos eine Suchaktion in Gang setzt. Aufgrund der Beschreibung des Verunglückten werden die griechischen Retter relativ schnell fündig und bringen Herrn Simonis in ein nahe gelegenes Krankenhaus.
Ich habe einige Tage später noch einmal Kontakt zum Sohn des Verunglückten. Er teilt uns mit, dass sein Vater großes Glück gehabt habe. Er werde wohl keine bleibenden Schäden davontragen und sei schon wieder auf dem Weg der Besserung.
Falls es Sie interessiert: Die einheitliche Notrufnummer 112 funktioniert mittlerweile gebührenfrei und ohne Vorwahl im Fest- und Mobilfunknetz in sämtlichen europäischen Ländern – neben den alten nationalen Notrufnummern, die manche Länder noch beibehalten haben. Gut zu wissen, oder?

Notfall in Warschau

Sie ärgern sich, wenn Sie beim Arzt mal längere Zeit warten müssen? Dann schauen Sie mal über die Grenzen – zum Beispiel nach Polen:
Anruf in der Nachtschicht, offensichtlich über Handy. Die Uhr in unserer Leitstelle zeigt 2.30 Uhr. Der Mann am anderen Ende der Leitung wirkt sehr gefasst, kann aber Aufregung und Verzweiflung in seiner Stimme nicht verbergen.
»Hollmann, grüß Gott. Ich melde mich aus Warschau und ich habe ein Riesenproblem. Meine Frau und ich hatten vor zwei Stunden einen Autounfall. Ich bin in Ordnung, aber meiner Frau geht es sehr schlecht. Sie hat einen Oberschenkelhalsbruch. Sie müsste sofort operiert werden. Doch die Ärzte weigern sich. Sie verlangen, dass ich 8000 Euro in bar hinterlege. Vorher rühren sie keinen Finger.« Er atmet tief durch und wiederholt: »8000 Euro! Mein Gott. Wie soll ich hier mitten in der Nacht in Warschau so viel Geld auftreiben?«
Wahnsinn. Ich habe nicht den Hauch einer Ahnung, wie ich dem Ehepaar Hollmann in dieser Situation helfen soll. Aber das will ich dem Mann natürlich nicht sagen. Also erst mal Zeit gewinnen. Ich nehme also die üblichen Daten auf, verspreche, mich um alles zu kümmern, und kündige an, mich in Kürze wieder zu melden.
Und dann sitze ich da. Letztlich fällt mir nur das Auswärtige Amt ein. Im Internet durchstöbere ich die Einträge, finde eine 24-Stunden-Notfallnummer und lese zu meiner Freude, dass das Amt in »besonders gelagerten Einzelfällen« eine Art Überbrückungsgeld auslegt. Ich wähle die Nummer und drücke mir selbst die Däumchen, dass das hier solch ein »besonders gelagerter Einzelfall« sein möge. Es meldet sich sofort ein sehr höflicher Mitarbeiter, der sich, ohne zu zögern, alle Daten notiert und unser Gespräch mit den Worten beendet: »Ich werde mich um den Fall kümmern.« Mit genau den gleichen Worten habe ich mich ein paar Minuten zuvor im Zustand völliger Ratlo-

sigkeit von Herrn Hollmann verabschiedet. Hoffentlich hat der Mann vom Auswärtigen Amt einen besseren Plan als ich.
Eine Dreiviertelstunde vergeht. Dann klingelt wieder das Telefon. Herr Hollmann – diesmal geradezu euphorisch!
»Danke! Vielen, vielen Dank! Meine Frau wird in Kürze operiert. Sie können sich gar nicht vorstellen, wie erleichtert ich bin …«
Oh doch, Herr Hollmann. Das kann ich mir sehr wohl vorstellen. Ich bin doch nicht minder erleichtert. Und ich habe bis heute nicht den Hauch einer Ahnung, welche Hebel das Auswärtige Amt in Polen in einem derart kurzen Zeitraum mitten in der Nacht in Bewegung gesetzt hat. Respekt!

Olegs Schicksal

Der Anrufer stöhnt und röchelt, ist offenbar nicht in der Lage zu sprechen. Es ist der 12. Oktober 2012, mittags um 14.34 Uhr. Ein Blick aufs Display: Der Anruf kommt von einem Handy mit der Vorwahl +40. Also aus Rumänien! Das macht die Sache nicht gerade einfacher.

»Hallo! Können Sie mich verstehen?«

Keine Reaktion.

Ich versuche es auf Englisch. Keine Antwort. Kein Kollege bei der Münchner Berufsfeuerwehr spricht Rumänisch. Also brauchen wir jetzt schnellstens Hilfe von außen. Am Münchner Flughafen gibt es einen internationalen Übersetzerdienst, der für die Behörden, die Polizei oder die Ärzte am Airport Dolmetscher für nahezu alle Sprachen der Welt vermittelt. So bekommen wir rasch einen Dolmetscher, der zu dem Notfalltelefonat hinzugeschaltet wird.

Ihm gelingt es, dem Mann am Telefon einige Angaben zu entlocken. Er heißt Oleg, ist 48 Jahre alt und arbeitet als ungelernter Bauhelfer bereits seit Wochen in München auf einer Baustelle. Sein eintöniges Leben spielt sich anscheinend ausschließlich an seinem Arbeitsplatz ab. Tagsüber auf der Baustelle, nachts im daneben stehenden Wohncontainer. Er hat das Areal seither offenbar kein einziges Mal verlassen. Jedenfalls kennt er weder den Stadtteil noch die Straße, in der er sich aufhält.

Es gibt wahrscheinlich viele solche Schicksale in der reichen Millionenstadt München. Nur selten werden sie publik, und wenn, dann eher durch Zufall.

Vor einigen Jahren zum Beispiel häuften sich in der Umgebung einer Großbaustelle für ein künftiges Luxushotel im Münchner Norden die Diebstähle aus Brotcontainern der umliegenden Bäckereien. Der Zoll fand damals heraus, dass rund 40 ausländische Bauarbeiter über Wochen keinen Lohn mehr bekommen hatten. In den Nächten mussten sie Brot stehlen, um nicht zu verhungern. Ihre Pässe hatte man ihnen abgenommen. Ein Fall von moderner Sklaverei, der damals die Stadt erschütterte und den verantwortlichen Subunternehmer hinter Gitter brachte. In Anbetracht dieses Elends verzichteten die Zollbeamten zunächst sogar auf alle Vernehmungen, legten ihr Geld zusammen und spendierten den abgemagerten Männern erst einmal einen großen Stapel belegte Semmeln.

Auch unser rumänischer Patient ist offenbar solch ein Mann, der sein Leben lang hart körperlich gearbeitet hat und seinen Fleiß nun mit unerträglichen Rückenschmerzen und massiven Bewegungseinschränkungen bezahlen muss. Er kann sich jedenfalls nicht mehr rühren. Die Beschreibung seines Aufenthaltsortes ist ziemlich mager. Er liegt in einem Baucontainer, kann durchs Fenster die markante Hochhaussilhouette des sogenannten O2-Towers und viele Fahnen am Rand der Baustelle sehen. Ende der Beschreibung.

Um die Suche abzukürzen, bitten wir die Gelben Engel um Hilfe. Der Rettungshubschrauber »Christoph I« steigt auf, überfliegt die Umgebung des Towers und meldet schon kurz darauf einen Treffer: eine Baustelle ganz in der Nähe des Olympiageländes, an der Fahnen flattern! Schon rücken die Kollegen der nahen Feuerwache aus. Sie finden den Bauarbeiter in einem beklagenswerten Zustand in einem Baucontainer. Oleg ist nicht, wie zunächst angenommen, unglücklich gestürzt, sondern hat sich einen massiven Bandscheibenvorfall mit beginnenden Lähmungserscheinungen zugezogen. Noch an Ort und Stelle behandelt der Notarzt zunächst seine schweren Schmerzen. Dann kommt er ins Krankenhaus.

Vielleicht erfuhr Oleg dort zum ersten Mal in seinem Leben die Beachtung und Fürsorge, die doch jedem Menschen zustehen sollten. Jedenfalls wünsche ich ihm das von ganzem Herzen.

Die Hausbesetzer

Hausbesetzungen und der damit verbundene Ärger mit zwangsweisen Räumungen fallen glücklicherweise nicht in unser Fach. An einem verregneten Frühlingstag im Mai machten wir da mal eine Ausnahme. In der Nacht zuvor war ein kräftiges Gewitter mit Sturzregen und Hagelschlag über München hinweggefegt. Bei diesem Wetter jagt man ja keinen Hund vors Haus – geschweige denn eine Eichhörnchenfamilie. Doch Mutter Hörnchen hatte andere Pläne.

Vermutlich war die Kinderstube in der stürmischen Nacht überschwemmt oder zerstört worden. Da zog sie mit ihren vier Kindern spontan um. In diesem Fall jedoch hatten ihre Instinkte sie komplett im Stich gelassen. Denn einen viel blöderen Platz hätte sie in ganz Neuhausen nicht finden können. Über die großen Bäume hatte sie einen Weg gefunden zu einem Loch in der Hauswand auf Höhe des vierten Stocks. Flugs baute sie auf die Schnelle ein kuscheliges Notnest und evakuierte ihre Kinder. Nur blockierte das Nest jetzt das Ventilatorrad der darunterliegenden Dunstabzugshaube!

Zum Glück hatten die Hausbewohner die heimlichen Mitbewohner rechtzeitig bemerkt. Doch wie klaubt man eine Eichhörnchenfamilie aus einer Dunstabzugshaube? Sehr vorsichtig bauten die Kollegen die ganze Dunstabzugshaube ab, trugen die vier Eichhörnchenkinder hinunter in den Garten und warteten auf die Mutter, die auch bald wieder kam.

Was dann passierte, hätten wir uns eigentlich denken können. Mutter Hörnchen nämlich dachte überhaupt nicht daran, ihr neues Domizil kampflos aufzugeben. In Minutenschnelle hatte sie alle ihre Babys über die Mauer und den Baum wieder zurückgetragen.

Also das Ganze noch mal: Wieder wurde die Dunstabzugshaube demontiert und die reizende Kinderschar befreit. So viel Stress war dann offenbar zu viel für die Mutter. Sie verschwand und kehrte auch nach einer gehörigen Wartezeit nicht mehr zurück.

Somit blieb uns nichts anderes mehr übrig, als die Tiere mit auf die Wache zu nehmen.
In solchen Fällen hilft uns oft das Tierheim weiter. Wir haben in unseren eigenen Reihen aber auch mehrere fachkundige Tierhalter, die die notwendige Erfahrung und auch die Möglichkeiten haben, allerhand kleine Säugetiere wie zum Beispiel diese Eichhörnchen, aber auch Vögel, Insekten, Echsen, Spinnen, Fledermäuse und sonstiges Getier aufzupäppeln und nach Möglichkeit später wieder auszuwildern.
In diesem Fall erklärte sich Kollege Stephan bereit, die vier Waisen bei sich daheim aufzunehmen. Er hatte schon ein junges rotes Eichhörnchen daheim, das Kinder nur wenige Tage zuvor auf einer Wiese gefunden hatten. Wahrscheinlich abgestürzt bei den ersten Kletterversuchen. Die Kinder warteten stundenlang. Doch die Mutter kam nicht mehr zurück. So landete der Findling im Kinderzimmer, bekam einen Namen (»Mister Jackson«) und als Futter Bananenbrei (den er beleidigt verschmähte). Die Mutter sprach schließlich ein Machtwort und sorgte dafür, dass das Tierchen in fachkundige Pflege – sprich: zu unserem Kollegen – kam.
In den folgenden Wochen war Kollege Stephan mächtig im Stress mit seinen *Jackson Five*, die ihm außer viel Freude auch ziemlich tiefe Ringe unter den Augen und eine permanente Hörnchen-Achterbahn in der Wohnung bescherten. Mit Unterstützung einer Tierärztin sind sie bald groß, stark und reichlich frech geworden und die ganze Feuerwache hat an diesem kleinen Familienglück Anteil genommen.
Mittlerweile bevölkern Stephans Eichhörnchen längst wieder die Münchner Wälder. Mister Jackson hat sich übrigens kurz vor der Auswilderung als Missis Jackson entpuppt. Es lebe der kleine Unterschied.

Junge Liebe

Nach all den Jahren in der Leitstelle der Berufsfeuerwehr München und meiner Ausbildung als Rettungsassistent ist mir eigentlich nichts Menschliches mehr fremd. Und peinlich ist mir sowieso schon lange nichts mehr. Damit habe ich manchen meiner Patienten bereits eine ganze Menge voraus. Zuweilen spürt man regelrecht, wie sie am Telefon erröten – zumindest dann, wenn es um Pleiten, Pech und Pannen vor, während und nach der schönsten Nebensache der Welt geht. Solch eine junge Frau habe ich jetzt am Telefon. Die Tatsache, dass sie vermeidet, mir ihren Namen zu nennen, lässt mich rasch ahnen, in welche Richtung unser Gespräch gehen wird.

»Die Feuerwehr. Der Rettungsdienst. Grüß Gott!«

Keine Antwort. Nur ein verlegenes Kichern. Also noch mal: »Die Feuerwehr. Der Rettungsdienst. Was kann ich für Sie tun?«

»Ja. Hallo. Ich hätte mal eine Frage …«

Eine junge, schüchterne Mädchenstimme. Eine Schülerin wahrscheinlich, bestimmt noch nicht volljährig.

»Ja gern. Nur heraus mit der Sprache.«

»Ich weiß gar nicht, ob ich bei Ihnen richtig bin …«

Im Hintergrund lacht sich gerade jemand schlapp. Es klingt, als ob er hinter seiner vor den Mund gepressten Hand vor Vergnügen fast erstickt.

»Hör doch mal auf, Mensch. Jetzt halt die Klappe«, faucht das Mädchen genervt und wendet sich wieder mir zu: »'tschuldigung. Das ist nur mein Freund.«

Sieh mal an, das scheue Rehlein kann auch Drache sein!

»Kein Problem. Also, worum geht's denn?«

»Das ist nämlich so … Also, ich weiß wirklich nicht … Es ist mir etwas peinlich.« Pause.

Vielleicht zieht die geduldig-väterliche Art?

»Wenn ich Ihnen helfen soll, müssten Sie mir jetzt sagen, worum es geht. Dann finden wir auch sicher eine Lösung.«
Sie holt tief Luft und ich kann im Geiste förmlich sehen, wie sie sich kerzengerade hinsetzt. »Also, ich habe gerade mit meinem Freund geschlafen. Und jetzt ist das Kondom weg.«
»Sie meinen, das Kondom ist geplatzt?«
»Nein. Es ist weg.«
»Wie weg?«
»Na ja. Mein Freund hat's wohl verloren und jetzt steckt es irgendwo in mir drin und ich bring's halt nicht mehr heraus.«
Uuups. Wie unangenehm. Ich verkneife mir ein Schmunzeln und sehe auf die Uhr. Um 20 Uhr hat keine Arztpraxis mehr auf.
»Darf ich fragen, wie alt Sie sind?«
»16«, antwortet sie. Also minderjährig. Sie wird ihre Gründe haben, warum sie das lieber mit einem wildfremden Feuerwehrmann als mit ihrer Mutter oder sonst einer Vertrauensperson bespricht.
Ich suche meiner jungen Patientin also die Adressen der Frauenklinik bzw. Bereitschaftspraxen heraus und rate ihr, nach Möglichkeit sofort eine solche Ambulanz aufzusuchen. Ab dem 15. Lebensjahr haben gesetzlich versicherte junge Mädchen heute ja eine eigene Versichertenkarte und können ohne Kenntnis und Einwilligung der Eltern zum Frauenarzt gehen.
»Dort wird man Ihr kleines Problem bestimmt ganz schnell lösen und Sie auch gut beraten. Alles Gute«, beruhige ich sie.
»Mach ich. Danke«, sagt sie und legt hörbar erleichtert auf.
Ganz schön mutig, die junge Dame. In ihrem Alter hätte ich mich vor lauter Scham eher aufgelöst, als am Notruf der Feuerwehr derart intime Fragen zu erörtern. Sie werden eben schneller erwachsen heute, die jungen Mädchen.

Bauchgefühl

Ein Arbeitskreis aus unseren eigenen Reihen hat kürzlich lange und oft getagt, um herauszufinden, ob sich Vorteile aus einer sogenannten Standardisierten Notrufabfrage – kurz SNA genannt – ergeben könnten. Dabei handelt es sich um eine Art Allround-Abfrageschema für alle Lagen, das unter anderem den Vorteil hätte, dass jeder Disponent die gleichen Fragen stellen würde. Zudem ließe sich die Statistik am Ende genauer erfassen. Der Grundgedanke ist in der Tat verlockend. Wie angenehm wäre es, durch gezielte und vorgegebene Fragen unseren Anrufern oder Patienten in 60 Sekunden ein komplettes Meldebild zu entlocken, in dem ihre Notfallsituation klar umrissen ist mit allen notwendigen Informationen für den Einsatz.
Die Theorie hat nur einen Haken: Sie würde in der Praxis nicht immer funktionieren. Weil wir es nicht selten mit Menschen in absoluten Ausnahmesituationen zu tun haben. Die meisten Menschen rufen – statistisch gesehen – vielleicht ein- oder zweimal in ihrem Leben den Notruf 112. Dann sind sie extrem im Stress und halten sich garantiert nicht an Abfragekataloge.
Schon bei der Bestellung eines einfachen Krankentransportes muss ich selbst dem medizinisch-pflegerischen Fachpersonal in den Kliniken immer wieder klarmachen, dass ich in der Eingabemaske gern oben anfangen und unten aufhören würde. Zuweilen kommt es uns so vor, als ob die Stationen ausgerechnet immer genau die Kollegen oder Kolleginnen ans Telefon schicken, die am schlechtesten Deutsch sprechen. Aber das ist wieder eine andere Geschichte.
Bei der Standardisierten Notrufabfrage wäre es natürlich möglich, jederzeit aus den vorgegebenen Fragen auszusteigen. Wer nämlich einmal einen Menschen am Telefon hatte, der mit dem Strick um den Hals auf der Leiter steht, dem gerade die Wohnung abbrennt, dessen Partner soeben bewusstlos zusammengebrochen ist oder dessen Kind nicht mehr atmet – der weiß, dass sich solche Menschen an überhaupt

kein System halten können. Sie haben Angst oder Schmerzen, sind in Panik, verwirrt, verzweifelt oder stehen unter Alkohol- oder Drogeneinfluss. Und schon biegen wir ab von der schönen breiten Straße der Norm und galoppieren über die Dörfer. Für uns würde das bedeuten, mit dem Cursor kreuz und quer durch die Eingabemaske zu springen, um sämtliche notwendigen Fakten für den Einsatz zusammenzubauen. Solche Anrufer brauchen keinen Abfragekatalog, sondern einen Menschen an ihrer Seite, der mit Herz, Hirn und eisernen Nerven in der Lage ist, die Situation richtig einzuschätzen, die notwendigen Informationen abzufragen und die richtige Art Hilfe auf den Weg zu schicken. Nicht der Bürger entscheidet, was er bekommt, sondern ausschließlich der dafür ausgebildete Disponent. Andernfalls hätten wir in der Millionenstadt in ziemlich genau zehn Minuten keinen einzigen unserer zwölf ständig bereitstehenden Notärzte mehr zur freien Verfügung, weil Menschen in akuten medizinischen Notfällen – verständlicherweise – immer nach dem Notarzt schreien. In den allermeisten Fällen genügen jedoch unsere ausgebildeten Rettungsassistenten, sehr häufig auch die Ärzte des Ärztlichen Bereitschaftsdienstes. Intuition, Fachwissen und natürlich gute Nerven zeichnen einen fähigen Disponenten aus. Das ist der Grund, warum ein Schema niemals den Menschen und sein Bauchgefühl ersetzen wird.
Eine Auswertung unserer Statistik hat ergeben, dass wir auch ohne die SNA im Vergleich zu anderen Leitstellen unserer Größenordnung jedenfalls nicht mehr Fehlfahrten oder Notarztnachforderungen haben. Das ist der Beweis dafür, dass die Disponenten mit ihrer Einschätzung und Erfahrung fast immer richtig liegen.
Zuweilen stoßen allerdings auch Feuerwehrdisponenten an ihre nervlichen Grenzen – wie bei folgendem hochdramatischen Fall.

»Verstehste?«

»Die Feuerwehr. Der Rettungsdienst. Grüß ...«
»Das kannst du dir sparen, mein Freund. Ich brauche keinen Rettungsdienst mehr. Hör mir mal zu. Uns bleibt nämlich nicht mehr so viel Zeit, verstehste?«

Nanu. Was wird das denn? Ich pirsche mich mal vorsichtig an.
»Verstehe.« Das ist natürlich eine glatte Lüge, denn ich verstehe nur Bahnhof: »Ich bin ganz Ohr: Worum geht es denn?«
»Heute ist Schluss für mich. Aus, Ende, Sense. Ich stehe schon auf der Leiter und über mir hängt der Strick. Es macht keinen Sinn, dass du mir jetzt noch die Feuerwehr oder eure Psychologen oder sonst wen auf den Hals hetzt. Verstehste?«
Mein Mund ist schlagartig trocken. Der Mann ruft vom Festnetz an, auf dem Display erscheint seine Adresse. Es handelt sich um ein großes, altes Mehrfamilienhaus in der Nähe des Gärtnerplatzes, mitten im Münchner Partyviertel. Fünf Stockwerke hoch, keine Tiefgarage. In diesem Viertel wohnen viele junge Leute – Studenten, Künstler, Szenetypen und auch diverse Prominente. Ich hebe die Hand, ein Kollege kommt sofort. Ein Blick auf mein Display genügt ihm: Suizid mit Notarzt, fragliche Wohnungsöffnung. Das reicht ihm, um im Hintergrund und ohne dass der Patient das bemerkt, Notarzt, Feuerwehr und Polizei – das volle Programm – zu alarmieren.
Ich versuche währenddessen, Zeit zu gewinnen, rede wild drauflos. Zeit schinden um jeden Preis.
»Würden Sie mir Ihren Namen sagen? Ich weiß doch gar nicht, wie ich Sie ansprechen soll.«
Er lacht. Es ist ein bitteres Lachen.
»Mein Name ist längst Geschichte. Denn kannste dir demnächst auf'm Ostfriedhof vom Grabstein abschreiben. Aber wenn du willst, kannste mich Didi nennen.«
Der meint es ernst, das spüre ich. Und ich bete zum Himmel, dass uns die Zeit reicht, dass die Kollegen fliegen. Ich versuche, irgendeine Art von Beziehung zu ihm aufzubauen, das Gespräch auszudehnen.
»Okay. Hallo, Didi. Ich heiße Christian. Du hast mich angerufen. Also hast du doch noch einiges zu sagen. Und ich hör dir zu.«
»Spar dir dein Psychogelaber. Ist nett von dir, aber du kannst mich nicht aufhalten.«
»Vielleicht aber doch? Gib mir wenigstens eine Chance, dir zu helfen.«

»Wie willst du mir denn helfen, du Clown? Ich habe Bauchspeicheldrüsenkrebs. Endstadium. Aus und vorbei. In ein paar Wochen stemme ich sowieso Gänseblümchen. Was jetzt noch kommt, das will ich nicht. Ich will nicht im Hospiz verfaulen. Verstehste?«
Ich höre ihn tief ein- und ausatmen. Er scheint zu rauchen. Seine letzte Zigarette? Das hier ist ein Albtraum. Und niemand wird mich aufwecken und sagen: Hey, nur ein blöder Traum …
Ich atme auch tief ein und aus. Und weiter: »Ich verstehe dich sehr gut. Aber ich hoffe doch, dass du …«
»Lass es gut sein, Christian. Ich will ja nur nicht, dass meine Süße mich da baumeln sieht. Sie soll mich nicht so finden, wenn sie von der Arbeit kommt heute Abend. Darum rufe ich euch an. Also: fünfter Stock, rechts. Ich lass die Tür auf, damit ihr mir nicht noch das Schloss zerlegt. Okay?«
»Okay. Aber Didi, hör mir noch mal eben zu …« Mit welchem Recht, verdammt noch mal, zieht er mich in sein unabwendbares Unglück hinein? Wenn es mir gelänge, ihn noch etwas hinzuhalten … Ich starre auf den Statusbildschirm und hoffe, dass sich die Farben der alarmierten Kräfte von Dunkelrot (Status 3, auf der Anfahrt) zu Hellrot (Status 4, am Einsatzort angekommen) verändern. Ich schaue den Kollegen fragend an: Alles am Laufen? Der Kollege hebt den Daumen. Es kommt mir vor wie eine Ewigkeit. Ich versuche es noch einmal.
»Didi, warte mal. Möchtest du deiner Frau nicht noch ein paar Zeilen schreiben? Geh nicht einfach so. Schreib ihr auf, was dir wichtig war in eurem Leben. Lass sie nicht einfach so ohne Antworten zurück. Hast du eigentlich Kinder?«
Die letzte Frage beantwortet er mir nicht.
»Alles längst passiert, Alter. Liegt schon alles auf dem Tisch. Testament, Ausweis, Brief. Alles, was man so braucht, um in Deutschland ordnungsgemäß zur Hölle zu fahren.«
Und er lacht wieder sein bitteres Lachen. Mir stellen sich die Haare auf, das hier ist der blanke Horror. Und dann räuspert er sich. Seine Stimme, vorhin noch weich, klingt jetzt sehr entschlossen.

»Also, dann mach's mal gut, Kumpel. Ich mach's kurz. Danke, dass du mir zugehört hast. Und jetzt: schönes Leben noch.«

Das Telefon wird ab-, aber nicht aufgelegt. Als ob er in den letzten Sekunden seines Lebens doch nicht allein sein will. Und ich weiß: Jetzt ist es vorbei. Ich kann ihn nicht aufhalten. Er ist keiner von denen, mit denen man noch um den Wert des Lebens feilschen könnte. Ich springe auf, werfe jede professionelle Distanz über Bord und rufe: »DIDI! DIDIII!! WARTE MAL. MACH JETZT KEINEN FEHLER. NICHT …«

Ich höre Schritte. Tritte auf einer klappernden Aluleiter. Eins, zwei, drei, vier. Nein! Bitte tu's nicht! … Und dann scheppert plötzlich etwas blechern zu Boden. Die Leiter! Er hat die Leiter umgetreten! Mein Herz rast, mein Magen zieht sich zusammen. Er hat es getan. Ich höre ihn würgen. Und dann splittert Holz, gefolgt von einem dumpfen Schlag. So hört sich das an, wenn ein Körper aus größerer Höhe zu Boden fällt. Vielleicht besteht noch Hoffnung. Vielleicht hat das Seil rechtzeitig nachgegeben. Vielleicht …

Die Rückmeldung der Kollegen macht alle meine Hoffnungen zunichte. Didi hatte das Seil um das Geländer der Empore in seinem ausgebauten Dachgeschoss geschlungen. Die hölzerne Geländerstütze ist unter seinem Gewicht gebrochen. Aber das hat ihn nicht mehr gerettet. Der Notarzt kann nur noch seinen Tod feststellen. Bis zu der niederschmetternden Krebsdiagnose ist Didi ein beliebter und ziemlich erfolgreicher Wirt im Viertel gewesen. Er ist noch nicht einmal 50 Jahre alt geworden.

Ich sitze da wie betäubt, spüre eine Hand auf meiner Schulter. Der Kollege muss gar nicht sprechen. Ich weiß auch so, was er mir sagen will: »Hol dir mal 'nen Kaffee, und dann geht's weiter. Wir sind schließlich Profis.« Sind wir?

Ich wanke hinaus. Eigentlich habe ich dafür gar keine Zeit. Denn das Notruftelefon läutet ständig weiter und ich habe ein schlechtes Gewissen den Kollegen gegenüber, die nun meine Arbeit mitmachen müssen.

Ich hole mir schnell einen Kaffee, starre gedankenverloren in den Hof. Didi liegt jetzt tot in seinem Dachboden. Sicher ist die Polizei schon da. Und dann geht es ab ins Kühlfach. Vor ein paar Minuten hat er doch noch gelebt. Hat geraucht, mit mir gesprochen und sein bitteres Lachen gelacht …

Ich würde jetzt gerne rausgehen, einmal quer durchs Münchner Westend schlendern, meine Gedanken sortieren, den Kindern beim Spielen und den ganz normalen Menschen bei ihren ganz alltäglichen Verrichtungen zusehen. Und dann vielleicht meine Frau anrufen. Sie arbeitet auch in einer Einsatzzentrale. Sie würde mich verstehen.

Doch das unbarmherzige Schichtsystem lässt solche Extratouren nicht zu. Denn wir sind schon seit Jahren nicht genug Leute. Jedenfalls nicht genug für unsere ständig steigenden Anrufzahlen. Das spüre ich gerade am eigenen Leib. Ich nehme mir fest vor, dieses Problem im Kollegenkreis und auch bei meinen Vorgesetzten wieder einmal anzusprechen. Ich gebe die Hoffnung nicht auf, dass sich das doch irgendwann ändern wird. Es muss dringend eine Möglichkeit geschaffen werden, Kollegen nach derart belastenden Einsätzen eine Auszeit zu gewähren. Ein zeitnahes Gespräch mit einem erfahrenen Kollegen, ein Austausch mit dem besten Freund oder der Familie – eben Rückhalt finden bei denen, die einem nahestehen und denen man vertraut. Ein bisschen Abstand gewinnen, wenn auch nur für ein paar Stunden. Das täte mir jetzt auch gut.

Die kurze Pause ist vorbei. Ich trinke noch ein großes Glas eiskaltes Wasser, gehe zurück an meinen Platz und nehme mit kalten Händen den nächsten Notruf an: »Die Feuerwehr. Der Rettungsdienst. Grüß Gott!«

In der Nacht liege ich mal wieder schlaflos im Bett, starre Löcher in die Dunkelheit. Höre immer wieder Didis bitteres Lachen, das Brechen des Holzes, den dumpfen Aufschlag seines Körpers. Wir haben uns im Leben kein einziges Mal getroffen. Ich habe kein Gesicht zur Stimme. Warum also geht mir sein Tod so nah? Habe ich etwas falsch gemacht? Nicht die richtigen Worte gefunden? Hätte ich ihn nicht doch retten können? Aber wenn ja – wofür eigentlich? Wie mag es seine Frau wohl aufgenommen haben? Hat sie es geahnt? Oder traf sein Tod sie völlig unvorbereitet? Wie wird sie den Kindern das Unbegreifliche erklären, falls es welche gibt? Mit welchem Recht hat Didi mich zum Zeugen seines trostlosen Endes gemacht? Warum gerade mich? Und umgekehrt: Woher nahm ich das Recht, einem Todgeweihten den Selbstmord zu verweigern? Was wäre geschehen, wenn … Stopp! Ich rufe mich selbst zur Ordnung. Selbst der beste Psychologe und der schnellste Notarzt können einen Selbstmord nicht verhindern, wenn ein Mensch sich einmal für diesen Weg entschieden hat. Und Didi hatte sich entschieden. Das muss ich, das müssen alle akzeptieren. Und ich höre wieder sein heiseres Lachen: »Verstehste, Alter?« Ja, Didi. Ich glaube, ich verstehe.

Der Dachstuhlbrand

Wenn mich jemand im Nachhinein gefragt hätte, was mich bei diesem Anruf stutzig gemacht hat, dann müsste ich ehrlich antworten: Ich weiß es nicht. Ich habe wirklich nicht die geringste Ahnung. Man kann es Bauchgefühl nennen oder auch Vorahnung. Es war eben nur so ein komisches Gefühl. Und damit lag ich – wie sich im Nachhinein erwies – goldrichtig.

Es ist ein Mittwoch, der 23. Dezember, morgens um neun Uhr. Der letzte starke Einkaufstag vor dem großen Fest der Liebe. Da meldet sich ein Arbeiter, der im Dachboden eines berühmten Münchner Feinkostgeschäftes mit Abdichtarbeiten beschäftigt ist. Dabei hat er hinter einer Holzverkleidung einen kleinen Brand verursacht. Nichts Schlimmes – meint er. Aber er ist sich trotzdem unsicher, was er jetzt machen soll.

»Was hat denn da wie groß gebrannt? Und wie haben Sie das gelöscht?«

»Ich habe einen Kübel Wasser auf die Verkleidung gegossen. Meinen Sie, dass das reicht?«

Bin ich Hellseher, oder was?

»Ich meine schon.«

Ich denke kurz nach und entscheide mich dann doch anders.

»Wissen Sie was? Ich schicke Ihnen doch vorsichtshalber ein paar Kollegen vorbei, die nach dem Rechten schauen. In Ordnung?«

»Ach, ich weiß nicht. Es raucht ja nichts mehr. Das Feuer ist sicher längst aus. Ich glaube nicht, dass das noch notwendig ist …«

»Ich glaube aber, es ist trotzdem besser, wir schauen mal selbst nach.«

»Ich will ja keine Umstände machen. Aber wenn Sie meinen. Vielleicht wäre es wirklich ganz gut …«

Die Erleichterung in seiner Stimme bestätigt mich darin, dass ich die richtige Entscheidung getroffen habe. Und so rücken die Kollegen mit einem Löschfahrzeug aus. Noch während sie auf der Anfahrt sind, melden schon die ersten Anwohner nahezu gleichzeitig eine verdächtige Rauchentwicklung aus dem Dach des Feinkostgeschäftes. Von wegen nichts Schlimmes. Auf der Stelle alarmieren wir zwei Löschzüge samt Führungsdienst.

Sie kommen gerade noch rechtzeitig, um eine Ausbreitung des Feuers im Dachgeschoss über den Büros des Unternehmens zu stoppen. Der Schaden ist erheblich, aber noch überschaubar. Selbst die Kunden bekommen von dem Einsatz nicht allzu viel mit, wundern sich lediglich über die Schlauchleitung und die vielen roten Einsatzfahrzeuge. Laden und Restaurant sind von dem Feuer völlig unbehelligt geblieben und der Weihnachtsrummel läuft ungestört weiter.

Ich glaube heute noch, dass dieser kleine Vorsprung von wenigen Minuten das große alte Haus gerettet hat. Hinter der Verkleidung im Dachstuhl hatte sich das Feuer nämlich bereits bis ins Dach ausgebreitet, was der Arbeiter nicht bemerkt hatte. Noch ein paar Minuten länger – und der gesamte Dachstuhl wäre wohl nicht mehr zu retten gewesen. Mit unabsehbaren Folgen für eine der berühmtesten Locations Münchens. Ich habe oft darüber nachgedacht, was wohl passiert wäre, wenn ich den Arbeiter nicht dazu überredet hätte, dass sich die Feuerwehr lieber selbst ein Bild von der Lage macht. Ich hätte mir wahrscheinlich ewig Vorwürfe gemacht.

Buchstabenrätsel

Es ist ein Sonntag im Winter, früher Morgen kurz vor dem Schichtwechsel um sieben Uhr. Ein Notruf vom Handy. Eine Adresse ist nicht zuzuordnen. Ich verstehe kein einziges Wort von dem, was der Anrufer in türkisch-deutschem Kauderwelsch und offensichtlicher Verzweiflung in den Hörer schreit. Aber ich höre seine Angst. Und dann höre ich noch etwas, das mich augenblicklich elektrisiert: Knistern und Krachen. Geräusche, die jeder Feuerwehrmann sofort erkennt. Der Mann hält sich offenbar in der Nähe eines Brandes auf, möglicherweise sogar in einem brennenden Raum. Vielleicht seine Wohnung, ein Büro, eine Werkstatt. Und er spricht nicht viel Deutsch.

»Adresse – sagen Sie mir Ihre Adresse!«

»Ei...ei...hei...stass!«

»Ich verstehe Sie nicht. Die Straße. Sagen Sie mir doch die S-t-r-a-ß-e! Wo sind Sie?«

Er gibt sich die größte Mühe.

»Eih...en...st...strass.«

»Ganz ruhig. Noch mal. Wie – heißt – die – Straße?«

»Ei...eien...astrass.«

Keine Chance. So kommen wir nicht weiter.

Ich sehe mich um. Haben die anderen Kollegen Brandmeldungen entgegengenommen? Fehlanzeige. Bei Bränden melden sich meist innerhalb kürzester Zeit sehr viele Anrufer. Zehn, 20 Notrufe gleichzeitig sind in solchen Fällen gar nicht ungewöhnlich. In diesem Fall jedoch ist kein einziger anderer Anruf gekommen. Hat dieser Mann tatsächlich keine Nachbarn? Es scheint so.

Für solche Fälle haben wir im Abfragesystem ein Auswahlfenster, das es uns erlaubt, Straßennamen in Fragmenten zu suchen. Zu dritt hören wir nun mehrmals die Kurzzeitaufzeichnung des Gesprächs ab und einigen uns auf die wenigen Silben und Buchstaben, die wir si-

cher zu verstehen glauben. Also gebe ich – getrennt durch Prozentzeichen als Platzhalter – in die Suchmaske ein:
»%ei%st%a%str«.
Nach wenigen Sekunden kommt die Vorschlagsliste. Und die ist verdammt lang: Es gibt 13 Straßen in der Stadt und im Landkreis, in der diese Buchstabenkombination vorkommt. Von Bürgermeister-Hartmann-Straße bis Weihenstephaner Straße. Allesamt unaussprechliche Zungenbrecher für Menschen, die nicht Deutsch sprechen.
Zurück zum Anrufer, der mittlerweile den Tränen nahe ist und zunehmend panisch »Kommen schnell!« ruft. Das Prasseln und Knacken im Hintergrund ist lauter geworden. Seine Aufregung beginnt sich auch auf mich zu übertragen. Ich zwinge mich zur Ruhe und lese ihm langsam und deutlich die Liste der infrage kommenden Straßen vor:
»Bürgermeister-Georg-Hiltmaier-Straße?«
Null Reaktion. Stattdessen hustet er jetzt heftig.
»Bürgermeister-Straub-Straße?«
»No, no.«
»Einsteinstraße?«
»Nix versteh …!«
So geht das immer weiter.
Und dann Straße Nummer 13, die letzte:
»Weihenstephaner Straße?«
»Jaja! Jaja!« Endlich ein Treffer. Aber schon haben wir das nächste Problem. Diese Straße gibt es nämlich zweimal, und zwar im Stadtgebiet München selbst und in der Landkreisgemeinde Unterschleißheim. Da wir keine Zeit mehr zu verlieren haben, setzen wir vorsichtshalber unsere eigenen Einsatzkräfte in Gang und informieren zugleich die Landkreiszentrale, die immer noch eine eigene Feuerwehr-Einsatzzentrale für die Freiwilligen Feuerwehren betreibt. Im Münchner Stadtteil Berg am Laim werden wir kurz darauf fündig.
Es handelt sich um ein mittlerweile in Vollbrand stehendes Zimmer in einer einfachen Unterkunft, abseits der Straße im Hinterhof gelegen. Das ist die Erklärung dafür, dass die Nachbarn davon zunächst nichts mitbekommen haben.

Sein Zimmer und sein Hab und Gut können wir dem türkischen Arbeiter leider nicht mehr retten, wohl jedoch sein Leben. Er hat bei erfolglosen Löschversuchen allerdings bereits Brandwunden an den Händen und eine massive Rauchvergiftung erlitten.

Ufo-Alarm

Es ist ein warmer Sommerabend, die Dunkelheit hat gerade eingesetzt. Das Rettungsgeschäft plätschert unspektakulär vor sich hin. Die üblichen Erkrankungen, diverse Fahrradstürze, eine leichte Verbrennung beim Grillen. Das ganz normale Sommergeschäft eben, wenn die halbe Stadt im Garten, im Biergarten oder an der Isar beim Grillen sitzt. Ich lehne mich entspannt in meinem Sessel zurück, verschränke die Hände hinter dem Kopf, bereite mich innerlich auf den nahenden Schichtwechsel vor und strecke mich in wohliger Erwartung.

Und dann habe ich plötzlich das widerliche Gefühl, als ob mir einer ohne jede Vorwarnung einen Tiefschlag in den Bauch versetzt hätte. Ich sehe rot. Knallrot! Auf meinem für gewöhnlich überwiegend grauen Display steigen plötzlich rote Säulen auf. Lauter Telefonhörersymbole – Notrufe allesamt, mindestens 20 Stück gleichzeitig ! Und es werden sekündlich immer mehr! Was zum Teufel ist denn jetzt los?

Ab jetzt volle Konzentration. So ist das immer: Schlagartig brennt bei uns die Luft. Geht es jetzt tatsächlich um Leben oder Tod, ist es natürlich wichtig, innerhalb kürzester Zeit sämtliche Anrufe entgegenzunehmen. Nach den bindenden Vorgaben des Bayerischen Innenministeriums müssen wir in der Lage sein, 85 Prozent aller Notrufe innerhalb von zehn Sekunden anzunehmen. Wie hat unser geschätzter Oberbranddirektor auf der Jahrespressekonferenz und in der Personalversammlung in Anspielung auf unsere täglich rund 3000 Anrufe einmal so treffend gesagt: »Auf diese Anrufzahlen wäre jedes europäische Callcenter stolz!« Gut möglich. Keine dieser kommerziellen Zentralen wäre jedoch in der Lage, eine Flut von nahezu gleichzeitig eintreffenden Notrufen innerhalb einer derart knappen Frist zu bewältigen – so wie man es von uns jederzeit erwarten kann und auch muss. Schließlich kann sich bei uns in der Flut der Anrufe zu einem bestimmten Ereignis immer noch ein zweiter oder dritter Einsatz ver-

bergen, der mit dem eigentlichen Großeinsatz überhaupt nichts zu tun hat. Und auch dort kann es um Leben oder Tod gehen.
Also los. Auf in den Kampf.
»Die Feuerwehr. Der Rettungsdienst. Grüß Gott!«
Eine Frauenstimme, aufgeregt, aber konzentriert: »Schimmelpfennig, guten Abend. Ich rufe aus dem Harthof an. Zwischen den Häusern sehe ich Feuerschein, der sich auf und ab bewegt. Ich habe keine Ahnung, was das ist. Aber es macht einen Höllenlärm. Und es fliegt. Es ist echt unheimlich!«
»Brennt da irgendwas? Wie schaut das aus?«
»Es schwebt so komisch über die Häuser.«
»Erkennen Sie sonst irgendwas? Wie hört sich das denn an?«
»Es hört sich an wie ein Riesengebläse. Die Flamme ist sehr lang. Ich habe so was noch nie gesehen.«
»Wir schicken Ihnen sofort jemanden.«
Der Nächste – ein Mann – schildert genau das Gleiche und liefert seine persönliche Deutung gleich mit: »Hier spricht Singer. Ich rufe vom Harthof an. Halten Sie mich bitte nicht für irre, aber ich glaube, hier landet gerade ein Ufo. Ich sehe Feuer. Es ist sehr laut. Und es schwebt zwischen den Häusern. Ich weiß wirklich nicht, was ich …«
»Danke, wir sind schon unterwegs!«
Rings um mich herum höre ich die Kollegen diesen Satz sagen: »Wir sind informiert. Wir sind gleich da. Nein, ich kann Ihnen noch nicht sagen, was das ist.«
Aufgrund der Vielzahl der Anrufe entschließen wir uns, das Meldebild »Flugzeugabsturz« einzusetzen. Wohlwissend, was das für einen gewaltigen Einsatz auslöst. Eine Rückfrage in der Einsatzzentrale der Polizei ergibt, dass auch dort soeben zahlreiche besorgte Bürger angerufen haben. Die Blaulichtarmada, die sich nun gleichzeitig aus allen Teilen der Stadt in den Münchner Norden in Bewegung setzt, ist in der Tat beeindruckend: mindestens 30 Fahrzeuge von Feuerwehr, Rettungsdienst und Polizei – das volle Programm!
Keine zwei Minuten später kommt die erste Rückmeldung. Und zum zweiten Mal an diesem Abend trifft mich der imaginäre Magenschwin-

ger: von wegen Flugzeugabsturz. Auch kein Feuer. Und von Ufos wollen wir mal gar nicht reden. Es handelt sich lediglich um einen Heißluftballon, der mittlerweile sicher auf einer Wiese gelandet ist.
Die Ballonfahrer sind bei einsetzender Dämmerung über das Stadtgebiet getrieben worden und haben es nicht mehr geschafft, noch im Hellen die Stadt zu überqueren. Daher hat der Ballonführer schließlich die sogenannte Panzerwiese – ein riesiges Freigelände im Norden der Stadt – als Landeplatz angepeilt. Dann jedoch ging auch noch das Gas zur Neige. Mit den letzten Feuerstößen aus dem Gasbrenner hat er versucht, dem zunehmend schwerfälligen Gefährt noch ein wenig Auftrieb zu verleihen. Das waren das dröhnende Geräusch und der gespenstische Feuerschein, die die Anwohner so erschreckt haben. Alle Ballonfahrer haben die etwas ruppige unplanmäßige Landung gut überstanden. Für uns war der Einsatz damit beendet.
Und ich fühlte mich mal wieder in meiner tiefen Abneigung gegen diese Art der Fortbewegung bestätigt. Allein bei dem Gedanken daran kriege ich schon Herzrasen. Mich kriegen jedenfalls keine zehn Pferde in solch einen Korb hinein.

Feuerwehrhumor

Wer viel arbeitet, muss auch mal lachen. Und ich kann an dieser Stelle versichern: Wir lachen viel und oft. Gern auch über uns selbst.

»Wiederholen Sie, Florian ...«

Bei Ausbruch eines größeren Brandes weit nach Mitternacht wird auch der damalige Leiter der Freiwilligen Feuerwehr alarmiert. Noch im Halbschlaf ist er in die Uniform gesprungen und zum Auto gerannt. Von dort meldet er sich bei uns über Funk. Wir teilen ihm die Einsatzadresse und einige andere Details mit und warten – wie es üblich ist – auf die Bestätigung und Wiederholung des Einsatzauftrages. Die kommt auch. Aber wir verstehen kein Wort. Der Mann nuschelt extrem. Was ist denn bloß los mit ihm?
Mehrfach fordert der Disponent eine vernünftige Rückmeldung ein: »Wiederholen Sie, Florian ...!«
Alle seine Antworten sind wieder völlig unverständlich. Gar nicht typisch für diesen hundertprozentig zuverlässigen Mann. Irgendwann verliert der Disponent die Geduld: »Also wirklich! Dann nehmen Sie endlich mal die Zähne in den Mund, vielleicht wird es dann besser ...«
Antwort: »Daf geht nift. Die liegen am Nafttif!«
Wir haben uns diesen Brüller natürlich noch ungefähr zehnmal in der Kurzzeitaufzeichnung angehört. Nichts für ungut, verehrter Kollege. Es war wirklich nicht bös gemeint.

Der Einsatzleiter

Auch Einsatzleiter schießen zuweilen mal ein Eigentor – so wie dieser, der nach einem Verkehrsunfall zwischen einer Straßenbahn und einem Auto folgende Abschlussmeldung absetzte: »Pkw gegen Tram, Straßenbahn war nicht beteiligt.« Noch Fragen?

Die Nervensäge

Nervensägen schlägt man am besten mit ihren eigenen Waffen. Wie das geht, hat ein pfiffiger (mittlerweile pensionierter) Kollege mal sehr anschaulich in der alten Einsatzzentrale in der Münchner Hauptfeuerwache demonstriert. Dort stand ein Fernseher, auf dem jeden Abend die *Tagesschau* lief. Mitten hinein platzt eines Abends ein wenig beliebter Vorgesetzter mit hohem Führungsdienstgrad, der sich offenbar auf einen netten Fernsehabend in den Reihen der damaligen Disponenten eingerichtet hat. Genervtes Gemurmel, einige gehen sofort auf Tauchstation: »Der schon wieder ...« Nur einem scheint die Sache Spaß zu machen: »Lasst mich mal machen. Wird schon!«, grinst der Kollege.
Sofort nach dem Wetterbericht schaltet er den Fernseher aus und das Radio an. Bayern 4 – Klassik. Und schon hat die Nervensäge eine steile Falte auf der Stirn: »Was ist denn jetzt los?«
Ohne mit der Wimper zu zucken, antwortet der Kollege mit großem Ernst: »Die Einsatzzentrale hört jetzt klassische Musik!«
Keine zwei Minuten später – alle behalten eisern die Fassung – verlässt der unbeliebte Gast die EZ und ward nicht mehr gesehen. Jedenfalls nicht mehr zum Fernsehen. Nervensäge und auch noch Kulturbanause – ganz böse Kombination ...

Scrat lebt!

Die wohl verrückteste Eichhörnchenrettung Münchens ereignete sich an einem kühlen Oktobertag 2012 – also in der Zeit, in der die eifrigen Sammler vor dem ersten Schnee noch eilig ihre letzten Vorräte vergraben.

Eine Passantin meldet sich aus dem Münchner Stadtteil Giesing: »Ich hoffe, Sie halten mich jetzt nicht für verrückt, aber hier schaut ein Eichhörnchen aus dem Gullydeckel!«

Bitte? Seit wann leben Eichhörnchen in der Kanalisation? Ich frage mich, was die werte Dame heute wohl schon so alles getrunken hat. Oder kann sie vielleicht eine Ratte nicht von einem Eichhörnchen unterscheiden?

Ich habe ihr bitter Unrecht getan und entschuldige mich an dieser Stelle dafür. Denn mitten auf dem Gehweg neben einer belebten Durchgangsstraße ragt wahrhaftig ein rotes Eichhörnchenköpfchen aus einem der gusseisernen Löcher des Kanaldeckels. Die beklagenswerte kleine Kreatur ist in Panik, zappelt wild und fiept schrill. Ein Ohr ist bei den verzweifelten Befreiungsversuchen schon eingerissen und blutet. Das Eichhörnchen sitzt in einem der gusseisernen Löcher, die sich nach oben verengen, komplett fest.

Das Tier muss auf der Suche nach Nüssen oder Eicheln ins Fallrohr einer Dachrinne gefallen und so im weichen Schlamm eines unterirdischen Abflusses gelandet sein. Angelockt vom Tageslicht, versuchte es dann offenbar, sich mit Gewalt durch ein Loch des Gullydeckels ins Freie zu quetschen. Was für ein mutiger kleiner Kämpfer. Genauso tollkühn wie das kultige Säbelzahneichhörnchen Scrat aus dem Eiszeitcomic *Ice Age*, das meine beiden Kinder so lieben. Nur dass unser Scrat hier leider nur ein Leben hat.

Wir müssen uns beeilen. Eichhörnchen sind nämlich schwierige Patienten. Ich habe es mehrfach erlebt, dass sie uns einfach in der Hand gestorben sind – Herzkasperl vor lauter Angst.

Sehr vorsichtig heben wir daher den Deckel samt Eichhörnchen ab. Ein Kollege ist eigens dafür abgestellt, das Hinterteil des Tierchens immer schön waagerecht zu halten. Der erste Versuch, das gesträubte Pelzchen mit etwas Seife und Wasser zu glätten und weich zu machen und das Tier dann vorsichtig nach hinten hinauszuziehen, scheitert. Die Öffnung ist einfach zu eng.

Und so tritt unser durchnässtes Hörnchen samt seiner gusseisernen Halskrause die Reise in unsere Werkstatt auf der Hauptfeuerwache an. Zeitgleich trifft auch der Tierarzt von der Tierrettung München e.V. ein, der das Tier zunächst mit einem Beruhigungsmittel sediert. Den Rest der Befreiungsaktion verschläft unser kleiner roter Freund somit. Und das ist auch besser so. Mit allerhand Feinmechanikerwerkzeug wie Winkelbohrer und Flex mit biegsamer Welle durchtrennen wir zunächst den massiven Metallsteg. Das ist normalerweise das Werkzeug für allerhand pikante Einsätze wie allzu enge Eheringe, Blechtöpfe auf Kinderköpfen, Finger in Fleischwölfen oder diverses Sadomasospielzeug an unbeschreiblichen Körperstellen. Nicht selten enden solche Einsätze im Operationssaal. Das können wir unserem Eichhörnchen zum Glück ersparen. Wir erweitern das Loch, bis das Köpfchen wieder hindurchpasst. In der Tierklinik schläft das kleine Kerlchen dann seinen »Rausch« aus, bevor es in seinem Revier wieder freigelassen wird.

Tage später wird uns für diese von der Presse viel beachtete Rettungsaktion eine besondere Ehre zuteil. Die Feuerwehr München wird von der Tierschutzorganisation PETA nämlich zu »Helden für Tiere« ernannt. Mit Urkunde und allem Drum und Dran! Die hat jetzt auf unserer Hauptfeuerwache einen Ehrenplatz. Eine Begründung dafür gibt es natürlich auch: »Wir sind begeistert über den Einsatz der Münchner Feuerwehr, die mit diesem umsichtigen Einsatz und der Hilfe des Tierarztes das Leben des sensiblen Tieres retten konnte.« So ist es!

Babyalarm

Sie denken, es gäbe nichts Natürlicheres als eine Geburt? Das wäre schön. Doch ich muss Sie leider enttäuschen. Davon ist der moderne Mensch manchmal leider so weit entfernt wie die Milchstraße.
Als Vater zweier (übrigens sehr gelungener) Kinder, zeitweiliger Rettungsassistent an der Seite des Neugeborenennotarztes und nach einem einwöchigen Klinikpraktikum mit 35 (!) Geburten darf ich da wohl ein wenig mitreden. In der Zeit der bevorstehenden Geburt unserer Kinder habe ich meine Frau zu allerhand Geburtsvorbereitungskursen und auch bei der Auswahl der infrage kommenden Kliniken begleitet. Seitdem wundert mich eigentlich nichts mehr.
Speziell die Fragen übermotivierter Väter ließen mich zuweilen die Fäuste in der Tasche ballen. Die wissen alles. Wirklich alles. Sogar besser als die Ärzte. Und viel, viel besser natürlich als das dicke, dumme, gebärende »Frauchen« nebendran.
Warum sich manche Frauen solche Unverschämtheiten gefallen lassen, habe ich nie verstanden. Da stehen sie dann und schauen peinlichst berührt zu Boden, während Gatte Superschlau das medizinische Personal mit seinem Halbwissen und unendlich blöden Fragen wie dieser quält: »Ist es denkbar, dass die Milch in der Brust sauer wird, wenn es mit dem Stillen nicht sofort klappt?«
Oder dieser Stutzer hier, der mir und meiner Frau bei einer Vorstellung der infrage kommenden Geburtskliniken ziemlich unangenehm auffiel. Bei der Besichtigung des Kreißsaals in einer großen städtischen Klinik, in der immerhin rund um die Uhr ein Neugeborenennotarzt und auch alle anderen Spezialisten zur Verfügung stehen, mokierte er sich laut über die etwas steril wirkenden grünen Fliesen und die »unmoderne Badewanne«. Nichts fand vor seinen strengen Augen Gnade. Und dann setzte er noch einen drauf: »In der Privatklinik, die wir gestern besichtigt haben, war sogar die rote Geburtsbadewanne ein Designerstück. Da könnte man sich hier mal ein Beispiel nehmen. Gibt

es hier denn wenigstens Musik?« An diesem Punkt platzte der resoluten Hebamme allerdings der Kragen: »Dann sollten Sie sich jetzt mal entscheiden, was Sie wollen: Carrara-Marmor und große Oper oder unsere Spezialisten, die hier rund um die Uhr für die Sicherheit Ihres Babys und Ihrer Frau sorgen. Auf die können Sie in Ihrer exklusiven Privatklinik nämlich lange warten.« Klasse! Er schnappte empört nach Luft und rauschte wortlos mit seiner Gattin davon.

Dieses ganze pränatale Gequatsche treibt mich wirklich zur Weißglut. Und ich frage mich: Wer kriegt hier eigentlich das Kind? Und woher nehmen die Frauen, die Ärzte und das Pflegepersonal bloß die Geduld mit diesen Klugscheißern?

Ich erinnere mich da beispielsweise an einen Fall, in dem wir gleich nach der Geburt um das Leben eines Neugeborenen kämpfen mussten. Dem Kind ging es sehr schlecht. Der Vater stand die ganze Zeit daneben und sparte nicht mit guten Ratschlägen wie diesem: »Meine Frau und ich möchten keine Medikamente der Schulmedizin. Versuchen Sie es doch lieber mit Homöopathie …« Ich habe wirklich nichts gegen die Homöopathie. Ganz im Gegenteil. Aber in der Notfallmedizin stößt sie nun mal an ihre Grenzen. Der Neugeborenennotarzt hat den Vater dann freundlich, aber bestimmt aus dem Raum begleitet. Der besorgniserregende Zustand seines kleinen Sohnes hat sich kurz darauf stabilisiert und er konnte schon einige Tage später mit seinen glücklichen Eltern die Klinik verlassen.

Manchmal treffen Eltern auch Entscheidungen, die wirklich niemand nachvollziehen kann. Und leider ist das gar nicht so selten. Ich meine zum Beispiel Eltern, die in ihrem verständlichen Wunsch nach der natürlichen Geburt in gewohnter Umgebung unkalkulierbare Risiken eingehen. Bei Hausgeburten in Kombination mit Risikoschwangerschaften wird die Natur nämlich zuweilen derartig herausgefordert, dass es dann wirklich plötzlich um Leben und Tod gehen kann. Ganz gefährlich wird es, wenn solche Notfälle außerhalb der Stadt und fern der Fachkliniken eintreten, die für solch schwierige Fälle gerüstet sind. Der schlimmste Fall, an den ich mich erinnern kann, ereignete sich vor einigen Jahren etwa 50 Kilometer südlich vor den Toren der Stadt.

Ein kleines, mit einfachen Mitteln hergerichtetes Bauernhaus, in dem ein junges Paar seinem Ideal vom ökologisch korrekten Leben frönte. Die Frau erwartete Zwillinge. Eine Risikogeburt. Das hatten die Ärzte ihr unmissverständlich klargemacht. Doch sie schlug alle Ratschläge in den Wind, richtete sich ihr heimeliges Geburtszimmer mit allerhand bunten Tüchern, Kerzen und meditativer Musik her und harrte des Wunders der Geburt. Das ließ dann auch nicht mehr lange auf sich warten. Allerdings weit weniger wunderbar, als sich diese beiden Geburtsromantiker das vorgestellt hatten.

An einem frühen Samstag setzten die Wehen ein. Mehrere Stunden lang quälte sich die Frau unter heftigen Schmerzen. Am Ende hatte sie einfach keine Kraft mehr. Als der Vater sich mittags endlich über den Notruf 112 in der zuständigen Leitstelle in der nächsten Kreisstadt meldete, war es schon fast zu spät.

Als erste Maßnahme schickten die Kollegen zunächst einen Notarzt und zwei Rettungswagenbesatzungen los. Angesichts der dramatischen Situation – schließlich ging es um drei Menschenleben – wurden wir in München um Unterstützung gebeten. Klarer Fall für unseren Neugeborenen-Notarztwagen, der in Begleitung eines Kinderarztes aus dem Deutschen Herzzentrum und einem Intensivinkubator für die Babys losfuhr. In Anbetracht des weiten Weges entschlossen wir uns, die Polizeihubschrauberstaffel um Hilfe zu bitten. Kurz darauf nahm der Polizeihubschrauber unseren Neugeborenennotarzt auf und flog ihn direkt zum Einsatzort. Auch der Rettungshubschrauber »Christoph 1« flog mit einen weiteren Notarzt zum Einsatzort – dicht gefolgt vom Intensivtransporthubschrauber, der auch noch einen Kindernotarzt und den zweiten Intensivinkubator an Bord hatte. Am Ende standen auf der Wiese hinter dem Bauernhäuschen jede Menge Rettungsfahrzeuge und drei (!) Hubschrauber – zwei für die Babys und einer für die stark geschwächte Mutter. Sie hatte bei der Geburt sehr viel Blut verloren und war kreislaufinstabil.

Die zwei kleinen Jungen waren zehn Wochen zu früh dran gewesen. In einer Klinik hätte man sie unverzüglich per Kaiserschnitt auf die

Welt holen und sofort medizinisch versorgen können. Unter diesen Umständen schwebten Mutter und Kinder jedoch bereits in akuter Lebensgefahr. Von den Kosten dieses gewaltigen Einsatzes mal ganz zu schweigen.

Die Mutter und ihre Zwillinge haben die völlig missglückte Hausgeburt überlebt. Ob mit oder ohne Folgeschäden, haben wir allerdings später nicht mehr erfahren. Unsere Notärzte jedenfalls waren stinksauer über den unverantwortlichen Leichtsinn dieser Eltern, die entgegen allen ärztlichen Ratschlägen ihr Lebensmodell über das Wohl ihrer ungeborenen Kinder gestellt hatten.

So viel zum Thema »Geburt ist die natürlichste Sache der Welt«.

Benni

Kinder sind scharfe Beobachter und reagieren im Ernstfall häufig unglaublich besonnen. Ich habe immer wieder erlebt, dass Kinder in Notsituationen in der Lage sind, weit über sich hinauszuwachsen. Solch ein Bub ist auch Benni.

»Meine Mama ist krank!«

Eine helle Kinderstimme. Ein kleiner Junge, ungefähr im Kindergartenalter, würde ich schätzen. Es ist heller Mittag und es klingt nicht so, als ob sich da ein Lausbub einen Scherz am Notruf mit uns erlaubt.

»Hallo! Wer bist denn du?«

»Der Benni!«

»Hallo, Benni! Was fehlt denn deiner Mama?«

»Weiß nicht. Sie hat aber gesagt, ich soll die Feuerwehr anrufen, wenn sie mal krank ist. Und dann kommt einer und macht sie wieder gesund.«

»Stimmt genau, Benni. Und darum musst du mir jetzt ein bisschen helfen. Weißt du, wie die Straße heißt, in der ihr wohnt?«

»Weiß nicht.«

»Und wie heißt deine Mama?«

»Mama. Hab ich doch gesagt«, erwidert er leicht empört über den dummen Mann am anderen Ende des Telefons. Unter anderen Umständen hätte ich jetzt laut gelacht.

»Ja klar, entschuldige, Benni.«

Neuer Versuch: »Wenn ihr Semmeln kaufen geht, was sagt dann die Bäckerin zu deiner Mama?«

»Grüß Gott, Frau Müller.«

Müller. Der Allerweltsname schlechthin. Keine Chance, in der Kürze der Zeit alle Müllers in Stadt und Landkreis München abzufragen.

»Kannst du denn mal bei den Nachbarn läuten?«

»Is niemand da.«

»Schau mal aus dem Fenster, Benni. Was siehst du?«

»Die Bäume und die Straße und die Autos. Und den Bus.«
»Wo fährt denn der Bus hin?«
»Weiß nicht.« Ach, Kleiner, du machst es aber spannend.
»Kann ich mal mit Mama sprechen?«
»Mama wackelt nur …« Pause. »Mama?«
Sein Stimmchen zittert. Benni hat jetzt Angst. Also schnell ablenken.
»Benni, schau doch noch mal aus dem Fenster. Ist da jemand, den du kennst oder mit dem du sprechen könntest?«
»Nein.« Und dann sagt er plötzlich: »Alle sind bei McDonald's.«
Was meint er damit? Nachfrage: »Siehst du von eurer Wohnung aus vielleicht einen McDonald's, Benni?«
»Jaha!«, ruft er begeistert. »Manchmal geht Mama mit mir dahin und dann kriege ich Pommes. Und Hühnchen. Und da geht die Treppe runter. Da fahren alle Züge zum Hars. Ich fahre gerne Zug!«
Was hat er da gerade gesagt. Zum Hars? »Wer ist denn der Hars, Benni? Ist das dein Freund? Oder vielleicht ein Hund?«
Zum zweiten Mal in zwei Minuten habe ich mich in seinen Augen wohl als ernst zu nehmender Gesprächspartner disqualifiziert. Denn er sagt empört: »Der Hars ist doch kein Hund. Der Hars ist doch, wo wir wohnen! Ich hätte aber gern einen Hund. Mama will aber keinen Hund.«
Oh du wunderbares Kind! Ich könnte dich küssen! Er hat mir soeben seine Adresse genannt. Er meint ganz offensichtlich den Harras – einen sehr belebten Platz mit U- und S-Bahn, einem Busbahnhof und einer McDonald's-Filiale! Nur die Hausnummer lässt er sich nicht entlocken. Und ich weiß immer noch nicht, was Bennis Mutter fehlt …
Ich schicke also eine Rettungswagenbesatzung zum Harras los und erkläre Benni, dass er am Fenster bleiben und sofort Bescheid sagen soll, wenn er Blaulicht sieht. In der Zwischenzeit muss ich ihn bei Laune halten. Wir unterhalten uns also über die anderen frechen Kinder im Kindergarten, über seine Dino-Sammlung und führen ein Fachgespräch über die besten Eissorten. Und dann jubelt er plötzlich: »Feuerwehr!«

Ich sage zu ihm: »Wink mal ganz fest, dass die Feuerwehrleute dich auch sehen können.«
Die Bestätigung der Kollegen lässt nicht lange auf sich warten: »Ein Kind winkt im zweiten Stock!« Sie haben ihn gefunden. Super!
»So, Benni, das hast du toll gemacht. Und jetzt gehst du runter und machst die Tür auf.«
»Ich darf aber nicht aufmachen, hat Mama gesagt.«
»Heute darfst du aber, denn wir wollen deiner Mama doch helfen.«
Man kann förmlich hören, wie der Kleine jetzt nachdenkt. Schließlich siegt die Angst um seine kranke Mama. Er legt den Hörer hin, die Tür klappt auf, dann hallen Stimmen im Treppenhaus. Ich höre einen Kollegen fragen: »Du bist der Benni, ja? Komm, wir schauen mal nach deiner Mama …«
Später erzählte mir der Kollege, dass er nie vergessen wird, wie der kleine Blondschopf da in der Tür stand – seinen blauen Stoffelefanten ganz fest an sich gedrückt, mit ganz großen, blauen, ernsten Augen. Er war ja erst vier Jahre alt und hatte eine wirklich erstaunliche Leistung vollbracht.
Bennis Mutter lag im Wohnzimmer auf dem Teppich. Sie leidet öfter unter plötzlich auftretenden Krampfanfällen und hatte ihren Sohn sehr klug auf diese Notfallsituation vorbereitet. Sie wurde unter Notarztbegleitung in die Klinik gebracht und erholte sich rasch wieder.
Im Kindergarten hat unser kleiner Lebensretter danach wahrscheinlich mächtig geprahlt mit seiner Heldentat. Seine Mutter hat sich später bei uns bedankt und uns mitgeteilt, dass Benni jetzt genau weiß, was er einmal werden will: Feuerwehrmann!

Der Bienenstich

Sie meinen, dass Kinder kein Handy brauchen? Dass sie sich das sogar erst regelrecht verdienen sollten mit guten Noten und einem halbwegs aufgeräumten Zimmer? Aus Feuerwehrsicht und auch als Vater zweier sehr aktiver Kinder sehe ich das mittlerweile ganz anders. Ein kleiner Junge namens Sebastian hat diesen Sinneswandel bei mir ausgelöst. Sebastian nämlich hat im zarten Alter von gerade mal sieben Jahren per Handy seiner Großmutter definitiv das Leben gerettet. Weil er ein tolles Kind ist. Und weil er vorausschauende Eltern hat. Seine Großmutter hatte ihn an jenem milden und sonnigen Oktobertag gerade von der Schule abgeholt. Beim Einsteigen ins Auto wurde die Allergikerin von einer Biene gestochen. Ihr Zustand verschlechterte sich in kürzester Zeit rapide. So schnell, dass sie es nicht mehr schaffte, sich das Gegenmittel aus der Notfallspritze zu injizieren, die sie stets in der Handtasche bei sich trug. Ihr Enkel musste mitansehen, wie ihr Gesicht, die Lippen und die Zunge bedrohlich dick und blau anschwollen. Die Großmutter drohte zu ersticken. Ihr Kreislauf brach zusammen. Sie lag hilflos auf dem Sitz, Passanten waren nicht in der Nähe.
Da tat der kleine Junge, ohne zu zögern, das einzig Richtige. Er war nämlich stolzer Besitzer eines Mobiltelefons, mit dem er lediglich vier gespeicherte Nummern von Familienmitgliedern wählen konnte. Damit rief er seinen Vater an. Keine zwei Minuten später hatte ich den Mann am Notruf, der mir mithilfe seines klugen Sohnes den genauen Standort des Autos durchgab, in dem die Allergikerin gerade um ihr Leben kämpfte.
Als der Notarzt eintraf, war die Frau schon nicht mehr ansprechbar. Ihr Leben hing am seidenen Faden. Die Notfallbehandlung schlug jedoch gut an. Mit stabilem Kreislauf kam sie in die Klinik. Wenig später erlangte sie das Bewusstsein wieder und nach zwei Tagen konnte sie die Klinik verlassen. Dass sie überlebt hat, hat sie allein ihrem Enkelsohn und seinem Handy zu verdanken.

Anspruchsdenken

Der moderne Mensch ist so ziemlich gegen alles versichert, was man sich an Unbill so vorstellen kann: Blitzschlag und Hochwasser, Diebstahl, Feuer, Erdbeben, Einbruch, Handyverlust, Laptopabsturz, Mundgeruch, böse Nachbarn, bissige Viecher, Schneesturm, gegen die eigene Dämlichkeit und gegen Krankheiten und Unfälle in sämtlichen Variationen sowieso. Im gleichen Maße wie die trügerische Allroundsicherheit scheint auch das Anspruchsdenken in den Himmel zu wachsen. So hoch, dass wir unsere Kundschaft zuweilen nur noch mit Mühe auf den Boden der Tatsachen zurückholen können.
Ein sehr schönes Beispiel für ein völlig überzogenes Anspruchsdenken erwischte mich im letzten Sommer. Und zwar in Form eines Anrufs von einer sehr energischen Mutter, die wohl niemals Widerspruch duldet: »Guten Tag! Ich brauche sofort einen Rettungswagen für meinen Sohn!«
Im Hintergrund höre ich ein Kind laut weinen.
»Was ist passiert?«
»Er ist gestürzt und mit dem Kopf aufs Pflaster gefallen. Er blutet am Kopf. Ich will, dass sich das ein Arzt mal ansieht.«
»Ist er bei Bewusstsein?«
»Das können Sie ja wohl hören!«
Oho, werte Dame! Was ist denn das für ein hässlicher Ton?
»Ich höre ein Kind weinen. Ich kann aber beim besten Willen von hier aus nicht beurteilen, ob das Ihr Sohn ist«, antworte ich etwas gereizt und merke sofort: Fehler! Ich bin ihr soeben geradewegs ins Messer gelaufen.
»Also wollen Sie jetzt mit mir diskutieren oder endlich mal einen Rettungswagen schicken? Wir zahlen viel Geld für die private Versicherung und da hat man doch wohl ein Recht auf adäquate Versorgung. Komm mein, Schatz, halt mal still. Der nette Doktor kommt gleich …«

Ich frage genau ab, ob dem Sechsjährigen vielleicht übel ist, ob er Bewegungseinschränkungen oder irgendwelche Ausfallerscheinungen zeigt. Nichts davon ist der Fall. Das Weinen des Kindes ist mittlerweile einem hysterischen Plärren mit Schluchzen und Schluckauf gewichen. Da war der Schreck wohl größer als der Schmerz. Leichtsinnigerweise teile ich der Dame meine unmaßgebliche Einschätzung mit. Achtung! Volle Deckung! Ich habe nämlich plötzlich eine fauchende Tigerin am anderen Ende der Leitung:

»Sagen Sie mal, was bilden Sie sich eigentlich ein? Sie sind doch wohl kein Arzt, oder? Kriege ich jetzt endlich Hilfe oder nicht?«

Ich beschließe, ihren giftigen Ton einfach zu überhören und frage:

»Wo sind Sie?«

Sie nennt eine Adresse am Isarkanal. Ich fasse es nicht, die streitbare Lady steht genau vor einer chirurgischen Klinik samt Notfallambulanz, in der ihr Kind bestens aufgehoben wäre.

»Würden Sie bitte mit Ihrem Kind dorthin gehen?«, rate ich ihr und fange mir sofort die nächste Abfuhr ein.

»Es ist eine Frechheit, was Sie mir hier zumuten. Wofür werden Sie eigentlich bezahlt? Ich habe hier, wie gesagt, ein verletztes Kind und ich verlange auf der Stelle einen Rettungswagen. Ich kann Ihnen jede Menge Ärger machen …«

Das reicht jetzt. Ich kann auch anders, gute Frau:

»Und jetzt hören Sie mir mal gut zu! Sie nehmen jetzt Ihr Kind und gehen auf der Stelle in diese Klinik. Sie könnten schon längst drin sein. Für eine leichte Schürfverletzung am Kopf bekommen Sie unter diesen Umständen keinen Rettungswagen. Der wird nämlich woanders dringender gebraucht. Haben Sie das verstanden oder war das jetzt zu viel Information für Sie?«

Den letzten Halbsatz hätte ich mir vielleicht lieber sparen sollen. Wenn diese Zicke sich jetzt über mich beschwert und das Band auf der Suche nach verbalen Entgleisungen abgehört wird, habe ich bald einen Termin bei unserem Leitstellenchef.

Statt einer Antwort legt sie empört schnaufend auf. Auch recht.

Später habe ich in der Klinikambulanz mal nachgefragt. Es war nur ein kleiner Kratzer, der mit einem Pflaster und einem Gummibärchen schnell erledigt war. In den Tagen darauf habe ich auf die Beschwerde gewartet, die aber wider Erwarten ausblieb. Mal wieder viel Wind um nichts. Typisch.

Atemnot

Im Gegensatz zu dem gerade beschriebenen überzogenen Anspruchsdenken gibt es natürlich auch das andere Extrem, und das hat wahrscheinlich schon viele Menschen das Leben gekostet. Ich spreche von der älteren Generation und auch von der Landbevölkerung, die zuweilen so lange mit einem Notruf wartet, bis es (fast) zu spät ist. Diese Erfahrung machen wir beinahe jeden Tag. Ein erschütterndes Beispiel zum Thema Leidensfähigkeit habe ich selbst erlebt.

An einem Sonntagnachmittag meldet sich ein 86-jähriger Rentner, der sich mehrfach für seinen Anruf entschuldigt, betont, auf keinen Fall zur Last fallen zu wollen, und dennoch um einen Hausbesuch des Arztes bittet. Er spricht von leichten Atemproblemen und etwas Husten. Eine Erkältung vielleicht. »Aber wie gesagt, es hat keine Eile. Ich kann warten.«

Ich vermittele ihn also an den Ärztlichen Bereitschaftsdienst, bitte aber die Kollegen, ihn vorsichtshalber vorzuziehen. Er hat nämlich in der Tat leicht kurzatmig geklungen und ich konnte auf die Entfernung nicht beurteilen, ob das nur an der Aufregung lag oder doch einen krankheitsbedingten Hintergrund hat.

20 Minuten später meldet sich die diensthabende Ärztin aus der Wohnung des alleinstehenden Rentners und bestellt einen sofortigen Transport mit Notarztbegleitung in die Klinik. Der alte Herr schwebt nämlich in Lebensgefahr. Er leidet unter Herzinsuffizienz und hat ein massives Lungenödem. Das Wasser in seiner Lunge hat bewirkt, dass er seit drei Tagen und Nächten wegen massiver Erstickungsgefühle nicht mehr hat liegen können. Er hat also geschlagene drei Tage lang möglichst aufrecht an seinem Küchentisch gesessen oder ist unruhig hin und her gelaufen und hat gehofft, die Symptome würden von allein verschwinden. Seine Lippen, die Schleimhäute und die Nägel zeigen bereits eine leicht bläuliche Färbung – typische Symptome des fortgeschrittenen Stadiums. In diesem Zustand hätte er jederzeit ei-

nen unter diesen Umständen wahrscheinlich tödlichen Herz-Kreislauf-Stillstand erleiden können.
Als sie ihn aufrecht sitzend in den Rettungswagen schieben, entschuldigt er sich immer wieder »für die Umstände, die ich Ihnen mache«. Die Leiden der einsamen alten Menschen, die oft so rührend bemüht sind, niemandem zur Last zu fallen, gehen mir immer wieder zu Herzen. Wenn der Notarzt da ist, heißt das jedoch nicht, dass immer das nächstgelegene Krankenhaus angefahren wird. In anderen Bundesländern ist das Standard. Bei uns leider nicht. Wir fahren in der Regel nur Krankenhäuser an, die ein freies Bett gemeldet haben. Und so sind die Disponenten darauf angewiesen, dass die Kliniken freie Betten melden und diese uns auf der sogenannten Bettenmaske angezeigt werden. Intensivbetten und Betten für spezielle Notfälle wie Schlaganfall, Schwerbrandverletzte oder Vergiftungen sind häufig Mangelware. Wenn wir ein solches Bett brauchen, melden wir den Patienten an. Besser gesagt: Wir würden ihn gern anmelden. Denn bei der Rücksprache mit der Klinik hören wir nicht selten: »Das Bett wurde anderweitig belegt. Es ist nicht mehr frei.« Zuweilen müssen wir für einen einzigen Patienten 15 (!) Krankenhäuser anrufen, bis wir ihn endlich adäquat untergebracht haben. Manchmal gelingt es uns jedoch nicht, Münchner Patienten auch in einem Münchner Krankenhaus unterzubringen. Dann müssen wir in ein umliegendes Krankenhaus ausweichen. Ich erinnere mich an einen 85-jährigen Patienten mit Lungenödem, den wir mit dem Notarztwagen aus dem Stadtteil Hasenbergl über 50 Kilometer weit nach Pfaffenhofen an der Ilm gefahren haben. Eine Katastrophe für die 82-jährige Ehefrau, die keine Angehörigen und keinen Führerschein hatte. Sie hat bitterlich geweint.
Wenn alle Stricke reißen, haben wir nur noch einen Trumpf im Ärmel: die Zwangsbelegung. Damit können wir die Klinik zwingen, unseren Patienten zumindest erstzuversorgen und anschließend in eine andere Klinik zu verlegen. Diese Gespräche sind nicht gerade angenehm. Noch sehr viel unangenehmer aber ist es, den Angehörigen zu erklären, warum wir ihr Kind, den Vater oder die Oma ans andere Ende der Stadt verlegen müssen.

Der Todgeweihte

Ein Disponent der Leitstelle sollte sich schon recht gut auskennen in der Stadt, in der er lebt und arbeitet und in der er sich für das Wohl der Bürger verantwortlich fühlt. Wenn zur guten Ortskenntnis dann auch noch ein ausgeprägter Orientierungssinn, gepaart mit schneller Auffassungsgabe, Erinnerungsvermögen und einem kleinen Quäntchen Glück, kommen – dann haben selbst die Todgeweihten in nahezu aussichtsloser Lage noch eine große Chance. Wie dieser außergewöhnlich dramatische Fall sehr eindrucksvoll beweist:

An einem Samstagnachmittag beschäftigt sich der Kollege neben mir gerade mit der Aufnahme eines Notfalls für die Integrierte Leitstelle im benachbarten Landkreis Fürstenfeldbruck. Die Münchner Rettungswagenbesatzung startet mit Blaulicht und meldet sich ordnungsgemäß ab: »Wir sind jetzt auf dem Weg.«

Wenige Minuten später nimmt derselbe Kollege den Notruf einer Frau an: »Ich glaube, wir brauchen einen Notarzt.«

»Was heißt das, Sie glauben?«

»Na ja, auf dem Sportplatz nebenan ist irgendwas los. Ich sehe es von meinem Fenster aus.«

»Ohne eine etwas genauere Beschreibung kann ich Ihnen keinen Notarzt schicken. Gehen Sie bitte dorthin und sagen Sie mir, was Sie da sehen.«

»Na gut. Ich gehe mal schnell hin.«

Eine halbe Minute später sagt die Frau: »Da liegt einer auf dem Boden und sie drücken auf ihm herum!« Scheinbar ein Herz-Kreislauf-Stillstand.

»Alles klar. Notarzt ist unterwegs.«

An diesem Punkt beginnen wir normalerweise mit der Telefonreanimation, während der Einsatz bereits anläuft. Denn in solchen Fällen geht es immer um Leben und Tod. Der Anrufer bekommt von uns eine genaue Anleitung, wie er als Laie eine Herz-Lungen-Wiederbelebung durchführen kann. Die angeleitete Telefonreanimation ist in vielen Fällen erfolgreich, erfordert allerdings, dass der Ersthelfer körperlich und vor allem nervlich in der Lage ist, unseren Anweisungen Schritt für Schritt zu folgen. Solch eine Reanimation kann durchaus mal zehn Minuten dauern. Das ist sehr belastend – für den Ersthelfer, für den Disponenten und den Rest der Leitstelle, die zehn Minuten lang auf den Kollegen verzichten muss, weil der am Telefon blockiert ist.

In diesem Fall ist die Telefonreanimation nicht notwendig. Denn unser Kollege überreißt in Sekundenschnelle, dass genug offensichtlich fachkundige Ersthelfer vor Ort sind und schon reanimieren. Und dass der Rettungswagen auf dem Weg nach Fürstenfeldbruck in unmittelbarer Nähe des Sportplatzes sein muss. Genau so ist es!

Sofort leitet der Funksprecher den Rettungswagen um. Nur eine Minute später sind die Kollegen vor Ort, beginnen sofort mit dem Elektroschock. Mit großem Erfolg: Noch bevor der nachgeforderte Notarzt eintrifft, ist der Fußballspieler schon wieder bei Bewusstsein und ansprechbar und wird dann mit eigenem Herzschlag ins Krankenhaus transportiert. Ein weiteres schönes Beispiel für die Unersetzlichkeit erfahrener Disponenten. Keine noch so moderne Technik kann ihn ersetzen. Glückwunsch, Kollegen, das war eine reife Leistung.

Der Notfalleinsatz nach Fürstenfeldbruck wurde unterdessen selbstverständlich von einem anderen Fahrzeug übernommen.

Die gelbe Gefahr

Dass in einer Justizvollzugsanstalt (JVA) besondere Regeln gelten, ist klar. Wie weit das Repertoire der denkbaren Befreiungsszenarien tatsächlich geht, weiß ich seit jenem denkwürdigen Tag, an dem ich einem in Lebensgefahr schwebenden Häftling der JVA eine Blitzrettung ermöglichte. Nicht ahnend, dass ich damit einen Großalarm in Münchens größter Haftanstalt auslösen würde.

In seiner Zelle im Untersuchungsgefängnis Stadelheim hatte sich der Mann mit einem Kleidungsstück massiv stranguliert. Die Beamten hatten ihn gerade noch rechtzeitig gefunden. Atmung und Kreislauf waren jedoch instabil. Der Häftling benötigte auf der Stelle die Hilfe des Notarztes.

Noch während des Notrufs aus der JVA sah ich auf dem Statusbildschirm der gerade verfügbaren Münchner Rettungsflotte, dass sich der Notarzt und sein Team im Rettungshubschrauber »Christoph 1« soeben ohne Patient auf dem Rückflug zu ihrem Standort im Krankenhaus München-Harlaching befanden – zufällig gerade keinen Kilometer mehr von Stadelheim entfernt!

Ein Glücksfall für meinen Patienten, fand ich und leitete den Gelben Engel sogleich nach Stadelheim um. Keine Minute nach dem Notruf landete der Hubschrauber mit dem üblichen Getöse im Gefängnishof. Die Reaktion auf diese zeitliche Glanzleistung fiel allerdings ganz anders aus, als ich erwartet hatte. Die Torwachen hatten nämlich einen ganz normalen Notarztwagen von der Straße erwartet und kamen gar nicht auf die Idee, dass der Hubschrauber etwas mit dem Notfall zu tun haben könnte. Wir waren wohl einfach zu schnell gewesen.

In Sekundenschnelle lösten die Vollzugsbeamten daher den Notfallplan für eine mögliche Häftlingsbefreiung aus der Luft aus. Türen schlossen sich daraufhin wie von Geisterhand, überall gingen Signale los, die unser leicht irritierter Notarzt überhaupt nicht deuten konnte. Nachdem die »gelbe Gefahr« jedoch keinerlei kriminelle Aktivitäten zeigte, entspannte sich die Lage wieder und das Rettungsteam wurde zum Patienten geführt. Wenig später startete der Hubschrauber mit dem mittlerweile stabilisierten Patienten in Richtung Klinik.

Seit jenem denkwürdigen Einsatz erscheint vor jeder Alarmierung für das Gefängnis Stadelheim auf unseren Bildschirmen unübersehbar ein blauer Button mit der sehr klaren Dienstanweisung: »Wird die Integrierte Leitstelle bei einem Notfall in einer JVA mit dem Hubschrauber tätig, so muss folgende Nummer vorher zwingend ohne Ausnahme angerufen werden: …« Noch deutlicher geht es ja wohl nicht.

Mich wundert es übrigens gar nicht, dass ein Justizvollzugsbeamter einen ADAC-Rettungshubschrauber mit der Aufschrift »Notarzt« nicht sofort erkannt hat. Es soll auch schon Feuerwehrführungskräfte gegeben haben, die den Gelben Engel mit der Aufschrift ADAC irrtümlich als »Pannenhubschrauber« bezeichnet haben. Aber das wäre auch wieder eine andere Geschichte …

Superlative

Was haben die überfällige Steuererklärung, der Zahnarztbesuch und der lästige Gang zum Amt gemeinsam? Sehr einfach: Man kommt nicht drum herum. Man weiß es natürlich schon lange vorher und versucht doch jedes Jahr aufs Neue, den Zeitpunkt für die ungeliebte Aufgabe so lange wie irgend möglich hinauszuzögern. So verhält es sich auch mit der unausweichlichen Statistik – einer Fronarbeit, die an jedem Jahresende so sicher auf uns niederkommt wie der erste Schnee.

Wenn das Zahlenwerk dann aber fertig gedruckt vor einem liegt – dann sind wir schon ein bisschen stolz, was wir von der Integrierten Leitstelle in den letzten zwölf Monaten für die 1,7 Millionen Bürger dieser Stadt und des angrenzenden Landkreises so alles geleistet haben. Kleiner Einblick in die Hitliste unserer Superlative gefällig? Bitte sehr:

Die Disponenten der Integrierten Leitstelle haben zum Beispiel im Jahr 2011 rund 920.000 Notrufe und Anfragen auf insgesamt 31 ISDN-Leitungen entgegengenommen. Das entspricht einem Durchschnitt von etwa 2500 Anrufen pro Tag. Rund 475.000 Gespräche waren Notrufe und weitere 116.000 betrafen Krankentransporte. Aus der Flut dieser Anrufe entwickelten sich zirka 420.000 echte Einsätze. Unsere Notärzte rückten rund 50.000-mal aus. Die Kindernotärzte versorgten etwa 2330 kleine Patienten, weitere 330-mal wurde die Hilfe des Neugeborenennotarztes benötigt. Unsere Besatzungen der Rettungswagen eilten zirka 15.000-mal zu Hilfe und der ADAC-Hubschrauber »Christoph 1« startete knapp 1900-mal zum Rettungseinsatz aus der Luft.

Von insgesamt rund 4500 Brandalarmen waren 1907 echte Brände. Zwölf davon wurden als Großbrände eingestuft. Etwa 660 Menschen haben unsere Kollegen in zum Teil hochdramatischen Wettläufen gegen Flammen und Rauch retten können.

Die restlichen knapp 500.000 Anrufe entfielen auf Vermittlungen zur Polizei oder zur Kassenärztlichen Vereinigung Bayerns sowie Beratungen, Dokumentationen oder Verständigung anderer Behörden …
Zirka 92 Millionen Euro ließ sich die Stadt im Jahr 2011 unseren Full-Service rund um die Uhr kosten. Abzüglich aller Einnahmen und dividiert durch die rund 1,4 Millionen Bewohner mit Hauptwohnsitz in unserer Stadt, ergab sich letztlich ein Betrag von ungefähr 15 Cent pro Tag und Bürger. Dafür gibt es am Kiosk draußen maximal eine Lakritzschnecke.
Nicht schlecht, oder?

Tücken der Technik

Wie das immer so ist mit Pannen: Hinterher kann man darüber meistens lachen. Im jeweiligen Moment jedoch haut es dich fast um vor Schreck. So war das auch mit unserem totalen Stromausfall in der Anfangszeit der Integrierten Leitstelle München. Ein Stromausfall ist das Schreckensszenario Nummer eins in jeder Einsatzzentrale. Kurz nach der Inbetriebnahme unserer großen neuen Zentrale musste damals während des laufenden Betriebs die Stromversorgung erweitert werden. Selbstverständlich unterbrechungsfrei. Das war ja klar. So hatten wir uns das jedenfalls vorgestellt.

Man schickte uns also eine Fachfirma ins Haus. Pünktlich um 9.30 Uhr verschwand der Monteur im Schaltraum und ließ sich per Handy erklären, wo er was abschalten sollte. Dann kamen die Hauptschalter dran: »Hauptschalter links auf Aus stellen.«

Das tat er. Nur dass er dabei den linken Hauptschalter auf der rechten Seite erwischte. Mit fatalen Folgen: Der Mann hatte mit einem Schlag unsere Stromversorgung lahmgelegt!

Mit leisem Summen verabschiedete sich das System des gesamten Einsatzleitrechners. Ein Bildschirm nach dem anderen wurde schwarz. Wir schauten uns an wie die Kühe, wenn es blitzt und donnert. Scheiße!

Der kleine Irrtum mit der verheerenden Wirkung hatte uns von einer Sekunde zur anderen in die blaulichttechnische Steinzeit zurückkatapultiert. Immerhin funktionierten die Telefone noch …

In der Integrierten Leitstelle der Berufsfeuerwehr München gehen an jedem neuen Tag und rund um die Uhr etwa 2500 bis 3000 Anrufe ein. Ein hoher Prozentsatz davon sind Notrufe von Bürgern, die auf der Stelle unsere Hilfe benötigen: ein Mensch mit akuten medizinischen Problemen vielleicht. Ein schwerer Unfall. Oder ein Brand, den wir so schnell wie möglich in den Griff bekommen müssen. Weil es um Menschenleben, um eine Wohnung, das Haus einer Familie,

eine Firma oder wertvolle Sachwerte geht, die wir retten könnten, wenn uns der Notruf rechtzeitig erreicht. Es ist daher immer und unter allen Umständen unser oberstes Gebot, dass kein einziger Notruf verloren geht. Selbst dann, wenn uns ein umnachteter Techniker mal eben den Saft abgedreht hat.
Von jetzt auf gleich waren die Kollegen damals auf elementarste Hilfsmittel zurückgeworfen: nämlich auf Papier und Bleistift. 20 schier endlose Minuten lang wurde jeder Anruf nun stichwortartig handschriftlich notiert. Wenn man da nicht aufpasst, verliert man sehr schnell den Überblick über die noch nicht alarmierten Einsätze und die zahlreichen Krankentransporte. Als nach 20 Minuten der Rechner endlich wieder startete, waren die Kollegen noch lange damit beschäftigt, das Einsatzchaos wieder zu sortieren.
Der glücklose Monteur verschwand schließlich grußlos durch die Hintertür. Es war wohl irgendwie nicht sein Tag gewesen. Wir haben diese Firma jedenfalls nie wieder im Hause gesehen.
Was damals passiert ist, wird sich heutzutage in dieser Form nicht wiederholen. Heute gelangt ganz sicher kein fremder Techniker mehr ohne Begleitung unseres Haustechnikers in den Sicherheitsbereich der Feuerwache 3 – das Herz unserer Leitstelle und damit auch die Achillesferse für die Sicherheit der Stadt. Viel zu groß ware das Risiko eines Manipulationsversuches oder gar eines Sabotageaktes, der uns noch Tage, Wochen und Monate später die größten Probleme bereiten könnte. Auch die Uhrzeit kommt für Wartungsarbeiten heutzutage überhaupt nicht mehr infrage. Um 9.30 Uhr ist bei uns nämlich Rushhour. Zu dieser Zeit finden bei uns schon lange keine Wartungsarbeiten und auch keine Software-Updates mehr statt, bei denen auch nur die geringste Gefahr besteht, dass unsere Arbeitsabläufe auf irgendeine Art und Weise beeinträchtigt werden könnten. Das Schlimmste, was uns passieren kann, ist, dass uns ein Alarm durch die Lappen geht. Und das riskieren wir unter gar keinen Umständen.

Anno dazumal

Wenn ich mich heute so umschaue in unserer technisch hochgerüsteten Leitstelle, dann frage ich mich, wie die Kollegen das früher eigentlich alles gestemmt haben. Früher – damit meine ich die Zeit, in der es noch keine EDV, keine Computer, keine E-Mails, keine Handyortung, keine elektronischen Stadtpläne gab. Der Raum in der alten Rettungsleitstelle des Bayerischen Roten Kreuzes im Münchner Lehel maß höchstens ein Viertel von unserem heute 300 Quadratmeter großen Technikpalast mit Großleinwand, Klimaanlage und 14 Funkplätzen.

Die Kollegen hockten damals hinter hohen Pulten, keiner sah den anderen.

Notfälle wurden auf einen roten und Krankentransporte auf einen weißen Zettel im DIN-A6-Format geschrieben. Einfach so per Hand. Diese Zettel transportierte dann ein längs durch den Raum laufendes Förderband zum Schichtführer, der in der Mitte des Raumes thronte. Er konnte akustisch erkennen, ob da ein Notfall oder nur ein Krankentransport auf ihn zukam. Das funktionierte nach einem verblüffend einfachen, aber wirksamen mechanischen System. Die Einsteckmappe für die roten Notfallzettel war nämlich etwas höher und berührte im Vorbeifahren einen Schalter, der einen Klingelton auslöste. Nachts wurde das Förderband übrigens stets abgestellt. Kleiner Beitrag zur Energieersparnis, die auch damals schon immer Thema war.

Der Schichtführer verteilte dann die Einsätze an den Funksprecher: Krankentransporte nach links, Notfälle nach rechts. Wiederum natürlich alles per Hand. Wie auch sonst.

Die Funksprecher hatten damals nur eine höchst spartanische Ausstattung zur Verfügung. Ihre Funklisten muss man sich wie eine überdimensionale Schreibtischunterlage in einer Größe von 120 mal 60 Zentimetern zum Aufklappen vorstellen. Auf diesen eng beschriebenen Listen waren dann alle aktuell verfügbaren Fahrzeuge, deren Erreichbarkeiten und Alarmzeiten notiert. Es gab keinen Grafikbildschirm mit hochauflösender Landkarte und keinen Einsatzleitrechner für die Alarmierung. Alles geschah ausschließlich von Hand, indem der Funksprecher eine bestimmte Fünftonfolge auf dem sogenannten Alarmgeber auslöste. Dann meldeten sich die alarmierten Fahrzeugbesatzungen per Funk und holten sich ihren Einsatz ab. Erstaunlicherweise waren die Kolleginnen und Kollegen des Bayerischen Roten Kreuzes (BRK) fast genauso schnell wie wir heute mit unserer hochgezüchteten Technik. Um den Überblick ganz ohne Rechnerunterstützung zu behalten, mussten die Funksprecher wirklich ein unglaublich gutes Gedächtnis haben. Aus heutiger Sicht muss ich sagen: eine grandiose Meisterleistung. Meinen höchsten Respekt!

Als die alte Rettungsleitstelle im Juli 1997 aufgelöst und von der neuen Integrierten Leitstelle München übernommen wurde, wurden alle Mitarbeiter des BRK übernommen – sofern sie das wollten natürlich.

In der Anfangszeit waren Rechnerausfälle mit unserem neuen System ärgerlicherweise an der Tagesordnung. Der Einsatzleitrechner lief eben einfach nicht stabil. Von diesen Ausfällen waren somit auch Disposition und die automatische Alarmierung betroffen. Wir arbeiteten also regelmäßig im Notbetriebsmodus. In diesen zuweilen nervenzerfetzenden Pannenzeiten waren wir heilfroh, die erfahrenen Kollegen aus der alten Leitstelle an unserer Seite zu haben. Sie hatten das aus heutiger Sicht vorsintflutliche Handbetriebssystem und den Umgang mit den Funklisten von der Pike auf gelernt, zum Teil sogar mitentwickelt. Ihr Hintergrundwissen hat uns und auch mir damals als neuem, jungem Rettungsdienstfunksprecher regelmäßig die Haut gerettet.

Im Laufe der Zeit wurde dann sehr viel Geld in Technik und Personal investiert, bis wir das wurden, was wir heute sind: die größte und technisch sicher zuverlässigste Leitstelle Bayerns, die den Anforderungen einer Millionenstadt gewachsen ist. Die Jahresverfügbarkeit unseres Einsatzleitrechners liegt heute bei weit über 99,99 Prozent.

Im Jahr 2011 lief unsere Leitstelle lediglich für 2,5 Stunden wegen eines unvermeidlichen Updates auf Handbetrieb.
Umso härter trifft es uns heute, wenn irgendeine Komponente des Systems urplötzlich aussteigt. Sei es die Einsatzbearbeitung, die Grafik, der Statusbildschirm oder die Telefonanlage – trotz unseres regelmäßigen Übungsbetriebes ist es sehr schwierig, ohne Einsatzleitrechner weiterzuarbeiten. Und noch viel aufwendiger ist es, die Einsätze in dieser Ausfallzeit wieder nachträglich zu erfassen. Schon allein deshalb, weil sich die Einsatzzahlen im Gegensatz zu früheren Zeiten vervielfacht haben.
Bestimmt werden eines schönen Tages die Einsatzorte per Datenfunk durchgegeben, die Wachen mit automatischen, digitalen Durchsagen alarmiert oder die Fahrzeuge und deren Standorte per GPS auf der Karte angezeigt. Das wären wunderbare Erleichterungen für den täglichen Einsatz, auf die wir sehnsüchtig warten. Diese Neuerungen unterstützen den Disponenten bzw. den Funksprecher bis ins kleinste Detail. Der Nachteil ist: Der Orientierungssinn, der persönliche Stadtplan im Kopf jedes einzelnen Mitarbeiters wird immer seltener trainiert. Es ist wie bei manchen technikverliebten Autofahrern, die mittlerweile ohne Navigationsgerät kaum noch zum Bäcker finden. Umso fataler würde uns ein echter Rechnerausfall treffen.
Selbstverständlich lassen wir uns von solch einem Ausfall nicht unvorbereitet überraschen. Darum müssen alle Disponenten regelmäßig im Rahmen eines Übungsdienstes trainieren, für einen gewissen Zeitraum einen Rechnerausfall zu überbrücken. Glücklicherweise sind Rechnerausfälle in diesem komplexen System aber extrem selten geworden. Auch dank der vielen Technikkollegen im Hintergrund, die mit geradezu hellseherischen Fähigkeiten immer neue Szenarien gedanklich durchspielen und Gefahrenfaktoren ausschalten, lange bevor sie uns einzelne Komponenten oder gar den ganzen Rechner lahmlegen können.

Der Stromausfall

Haben Sie eine ungefähre Vorstellung davon, was in einer Millionenstadt los ist, wenn an einem ganz normalen Donnerstagmorgen plötzlich großflächig der Strom ausfällt? Ich konnte es mir auch nicht vorstellen – bis zu jenem fatalen 15. November 2012, an dem auf einen Schlag 450.000 Haushalte im Dunkeln saßen. Im Norden der Stadt war es in einem Umspannwerk zu einem enormen Kurzschluss gekommen. Die Anwohner in der Umgebung des Umspannwerkes nahmen die gewaltige Entladung als grellen Blitz, gefolgt von einem gewaltigen Knall und dann einem hochfrequenten Summton, wahr. Die Energie war so hoch, dass die Splitter der braunen Keramikisolatoren aus dem Umspannwerk selbst dicke Glasbausteine durchschlugen. In dem Werk brach daraufhin Feuer aus. Eineinhalb Stunden später kam es in einem zweiten Umspannwerk außerhalb der Stadt zu einer ähnlich heftigen Reaktion. Von dort meldete sich telefonisch ein geschockter Radfahrer, den der Explosionsdruck glatt vom Rad gefegt hatte. Er hatte sich beim Sturz leicht verletzt und war so durcheinander, dass er gar nicht mehr wusste, wo er war.

All das geschah zu einer Zeit, in der Hunderttausende Münchner unter der Dusche stehen, am Frühstückstisch sitzen oder schon auf dem Weg zur Arbeit sind.

Von einer Sekunde auf die andere fielen im Stadtgebiet Tausende Ampeln und zeitweise auch einige Handynetze aus. Aufzüge mit Hunderten Menschen blieben stecken, Tiefgaragentore und hydraulische Doppeldecker-Stellplätze verweigerten den Dienst. Computer- und Kassensysteme, Schließanlagen und Kühlsysteme fielen aus, Geschäfte, Büros und Praxen blieben notgedrungen geschlossen. Straßenbahnen blieben mitten auf Kreuzungen stehen, U- und S-Bahnen saßen im Tunnel fest. Autofahrer flippten aus und brüllten sich an, mancherorts brach der Berufsverkehr zusammen. Das ist der Stoff, aus dem der Wahnsinn ist. Und wir steckten mittendrin.

Die Integrierte Leitstelle ist (wie alle Münchner Feuerwachen, Polizeiinspektionen und Krankenhäuser) durch dieselbetriebene Notstromaggregate abgesichert. Der Rechner selbst – das Herzstück unserer Einsatzzentrale – hat immer so viel Reststrom, dass momentane Schwankungen bis zum Einspringen der Notstromaggregate ihm nichts anhaben können. Selbst ohne Notstrom könnten wir mit Batteriebetrieb noch mehrere Stunden weiterarbeiten.

Um 7.01 Uhr brach also die Münchner Stromversorgung zusammen. Zwei Minuten später überschwemmte uns die Notrufflut. Die Kollegen der letzten Schicht hatten gerade das Haus verlassen. Aber die neuen Kollegen, deren Dienst um sieben Uhr beginnt, waren alle schon da. Per Alarmgong und Wachdurchsage rief ich die Kollegen in die Leitstelle: »Der Bereitschaftsblock mit Headsets sofort in die Leitstelle!« Headsets sind die sogenannten Kopfgeschirre, die die Disponenten tragen, um beim Sprechen die Hände frei zu haben.

In den meisten bayerischen Leitstellen könnte man jetzt lange auf die Verstärkung warten. Manchmal so lange, dass sich der Notfall längst erledigt hat, wenn die ersten zusätzlichen Kollegen von sonst woher eintrudeln.

Unser derzeitiges Schichtsystem dagegen ermöglicht es uns, innerhalb von zwei bis drei Minuten unsere ohnehin zehn bis zwölf ständig besetzten Funkplätze schlagartig auf 27 zu erhöhen. Dazu nehmen wir zehn zusätzliche Abfrageplätze – kurz ANA genannt – in Betrieb. Die Arbeit in einer Rettungsleitstelle ist immer eine Teamleistung. Der Einzelne reißt da gar nichts. In Notfällen wie diesem ist dieser Teamgeist unschlagbar. Da halten wir zusammen. Da passt kein Blatt Papier mehr zwischen uns.

Innerhalb der nächsten Dreiviertelstunde brachen annähernd 1000 Notrufe über uns herein. Und wie immer in solchen Extremfällen ist es das größte Problem, die echten Notrufe von den aus Bürgersicht verständlichen, aber momentan völlig sinnlosen Anfragen zu trennen. Kleiner Auszug gefällig?

»Wie lange dauert das denn noch?« – »Wissen wir selbst nicht.«

»Ist das ein Terroranschlag?« – »Dafür gibt es keinerlei Anhaltspunkte.«
»Mein Kühlschrank (ersatzweise Weinschrank, Gefrierfach, EDV-Klimaschrank etc.) ist ausgefallen. Was soll ich jetzt tun?« – »Nichts. Lassen Sie die Tür zu, dann bleibt die Kälte drin.«
»Mein Garagentor und sämtliche Jalousien gehen nicht auf.« – »Dann bleiben die jetzt eben mal zu. Sorry. Sie blockieren die Notrufleitung.« – »Das ist ja unerhört! Ich werde mich beschweren, Sie werden …« – »Jaja, schon gut. Auf Wiederhören.«
Ich bin mir bewusst, dass ich den einen oder anderen mit meiner brüsk wirkenden Art vermutlich sehr verärgert habe. In einigen Fällen habe ich sogar mitten im Satz aufgelegt. Aber es ging einfach nicht anders. Denn die Notrufe gingen jetzt im Sekundentakt ein.
Einen vergleichbaren Ansturm hatten wir am 11. September 2001 erlebt. Damals mussten wir sogar ein Bürgertelefon schalten, da die enorme Zahl von Anfragen über mehrere Tage neben dem normalen Leitstellenbetrieb nicht mehr zu bewältigen war. Die grauenhaften Bilder des Terrors in New York und der einstürzenden Türme des World Trade Center hatten die Münchner so sehr verunsichert, dass sie von uns sogar Auskunft verlangten über die nächstgelegenen öffentlichen Schutzräume, über Schutzkleidung und Atemschutz für die ganze Familie im Falle eines terroristischen Angriffs auf München.

Jeder der telefonierenden Disponenten nahm in den ersten 45 Minuten des Stromausfalls mindestens 80 Anrufe an. Das Ziel war wie immer, die Anrufe so schnell wie möglich zu bearbeiten. Denn zwischen all den Allerweltsfragen verbargen sich echte Notfälle, die Feuerwehr und Rettungsdienste noch Stunden später beschäftigten. Wir lösten vorsichtshalber Vollalarm für die rund 800 Kollegen der 21 Abteilungen der Freiwilligen Feuerwehr München-Stadt aus. Wir ließen die Feuerwehrgerätehäuser besetzen und sorgten dafür, dass auch die zehn Wachen der Berufsfeuerwehr wieder besetzt wurden. Auch die Kräfte der Freiwilligen Feuerwehr wurden genauso eingesetzt wie die Berufsfeuerwehr, denn mittlerweile war eine Flut von Einsätzen aufgelaufen. Hunderte Menschen saßen in Aufzügen fest. In vielen Fällen halfen die professionellen Aufzugsdienste, Firmentechniker und Hausmeister. In 35 Fällen jedoch wurden Feuerwehr und Notärzte gebraucht. Nicht jeder erträgt die Enge in solch einem an Seilen hängenden Käfig zwischen den Stockwerken – noch dazu, wenn es sich um Hochhäuser handelt. Da geht mit den etwas empfindsameren Gemütern schon mal die Fantasie durch. Die sehen sich im Geiste bereits abstürzen, verschmoren oder ersticken. Die Folgen reichen dann von Hysterie, Panikattacken und Hyperventilation bis hin zu Kreislauf- und Nervenzusammenbrüchen, die dann tatsächlich zu einem ernsthaft bedrohlichen Zustand führen können. Diese Menschen benötigten sofort Hilfe.

Ebenso wie eine Frau, die an jenem schwarzen Donnerstag Gefangene ihres eigenen Autos geworden war. Das große Tiefgaragentor war auf ihren Kleinwagen hinuntergesaust, als sie genau im Moment des Stromausfalls aus der Garage gefahren war. Dabei hatte sich die Karosserie dermaßen verbogen, dass sie weder Fahrer- noch Beifahrertür öffnen konnte. Nun saß sie in ihrem Auto und weinte: »Ich will hier raus. Bitte kommt schnell.« Keine zehn Minuten später kurbelten die Kollegen das Tor per Hand zurück und befreiten die unverletzt gebliebene Frau.

Zur gleichen Zeit gingen zahlreiche Alarme von automatischen Brandmeldeanlagen ein. Schon die erste um 7.01 Uhr machte uns größte Sorgen und band zahlreiche Kräfte. Es handelte sich um einen Industriebetrieb, der unter die Störfallverordnung fällt, weil dort große Mengen Alkohol produziert und gelagert werden. Es war ein Fehlalarm – wie alle anderen acht Alarme auch. Aber das weiß man eben immer erst hinterher. In der Integrierten Leitstelle wurde sogar der Krisenstab per automatischer Telefonalarmierung einberufen, der bereits um 7.45 Uhr handlungsfähig war.

Als nach etwa einer Stunde die Stromversorgung der Stadt allmählich wieder anlief, ging das Notrufaufkommen deutlich zurück. Immer jedoch bleibt bei diesen Großeinsätzen das blöde Gefühl, ob wirklich jeder Notfallanrufer zu uns durchgekommen ist. Der eine oder andere hat an diesem Tag auf der Notrufnummer 112 wahrscheinlich das Besetztzeichen gehört, weil die Anzahl der ISDN-Leitungen nun mal begrenzt ist. Es ist uns nicht möglich, diese Anrufe später noch einmal nachzuvollziehen. Wer auflegt, findet – hart gesagt – keine Hilfe. Das ist die Realität.

Obwohl die Stromversorgung schon gegen zehn Uhr vormittags fast komplett wiederhergestellt war, beschäftigte uns dieser Schadensfall noch bis in die Nachmittagsstunden. Unter anderem hatten wir es zum Beispiel mit jeder Menge übellauniger Krankenschwestern zu tun, auf deren Stationen sich die zur Verlegung vorgesehenen Patienten regelrecht stapelten. Denn auch unsere Krankentransportfahrzeuge standen im Megastau und ebenso die Fahrer dazu, die wie Tausende andere an diesem Chaos-Donnerstag viel zu spät an ihren Arbeitsplatz kamen.

Der Kellermann

Ich frage mich oft, wie es Menschen schaffen, sich ohne Not in die unmöglichsten Situationen zu bringen. Wie zum Beispiel jener Gast aus dem sonnigen Italien, der wie Zehntausende andere Landsleute am sogenannten Italiener-Wochenende, dem mittleren Wiesn-Samstag – traditionell meist der wildeste Tag des ganzen Oktoberfestes –, über den Brenner zum berühmten Münchner Oktoberfest kam. Die meisten finden später mehr oder weniger angeschlagen irgendwie allein den Weg zurück vom Festzelt in Pensionen, Hotels, Zelte oder Wohnwagen. Nicht wenige machen einen unfreiwilligen Zwischenstopp auf den berühmt-berüchtigten Grashügeln hinter den Zelten.

Unser Freund hier muss nach der Wiesn aber wohl in ziemlich schlechte Gesellschaft geraten sein. Der Notruf, ein Schwall Italienisch im atemberaubenden Tempo aufgeregter Südländer, ergießt sich über mich – durchsetzt von allerhand nicht ganz jugendfreien Flüchen. Einen Teil davon erkenne ich als glühender Südtirol- und Italienfan wieder: »Bastardo!«, »Cretino!«, »Stupido!« und »Vaffanculo« – Letzteres bedeutet, glaube ich, so etwas Ähnliches wie »Leck mich am Arsch!«. Auf irgendjemanden scheint der Italiano eine Granatenwut zu haben. Beinahe hätte ich laut losgelacht, denn wer noch so gewaltig fluchen kann, der schwebt wahrscheinlich nicht in akuter Lebensgefahr.

Trotzdem müssen wir natürlich schnell herausfinden, warum er den Notruf 112 gewählt hat. Bei der Überwindung italienischer Sprachbarrieren sind stets unsere befreundeten Kollegen der Berufsfeuerwehr Bozen/Südtirol behilflich. Zur Wiesn-Zeit sind an diesem Italiener-Wochenende sogar immer drei Bozener Kollegen bei uns und können sich jederzeit in das Gespräch einschalten. In solchen Dreiertelefonkonferenzen haben sie uns und ihren in Not geratenen Landsleuten schon oft hervorragende Dolmetscherdienste geleistet.

Diesmal kann ich kaum glauben, was der Kollege mir da übersetzt. Unser Mann hockt offenbar in einem Keller – eingesperrt! Wie er

nach dem ausgedehnten Wiesnbesuch dorthin geraten ist, weiß er angeblich selbst nicht mehr. Immerhin hat er noch sein Handy, das sich jedoch wegen der ausländischen Nummer nicht orten lässt. Wie sollen wir ihn also finden? Mit größter Geduld entlockt der Kollege aus Südtirol ihm einige Details, die er mir dann nach diversen Nachfragen übersetzt: »Also: Er heißt Matteo und sitzt in einem dunklen, leeren Keller mit einem hohen Fenster. Das ist verschlossen. Er kommt da von unten nicht dran. Er muss wohl in der Nähe des Oktoberfestes sein, denn er hört die Fahrgeschäfte und die Musik. An seinem Fenster laufen viele Leute vorbei. Vor dem Fenster steht ein Wohnmobil und dahinter ein weißes Haus mit blauen Fensterrahmen. Hilft dir das weiter?«
Ach du dickes Ei. Das ist ja wohl eher eine rhetorische Frage. In der Umgebung des Oktoberfestes stehen immer Hunderte Wohnmobile. Den einzigen Anhaltspunkt bietet das Haus mit den blauen Rahmen. Wo könnte das stehen?
Die Theresienwiese, auf der alljährlich das Oktoberfest stattfindet, liegt mitten in der Stadt, umgeben von Wohn- und Geschäftsvierteln, in denen Zehntausende Menschen leben und arbeiten. Ich schicke also als erste Maßnahme ein paar Kollegen zur Erkundung aus. Leider zunächst ohne Erfolg. Der Bozener Kollege hält derweil Kontakt zu Matteo, der mittlerweile aufgehört hat zu fluchen und es anscheinend langsam mit der Angst zu tun bekommt. Außerdem hat er Durst und Hunger und seine Laune sinkt – im wahren Sinne des Wortes – in den Keller. Als ich gerade die Polizei einschalten will, kommt zum Schichtwechsel um 17 Uhr ein Kollege, der kurz stutzt und dann zu unser aller Überraschung sagt: »Ich glaube, ich weiß, wo das ist!« Nur wenige Tage zuvor hat er in einem Wohn- und Geschäftshaus im Münchner Bahnhofsviertel Leute aus einem stecken gebliebenen Aufzug befreit. Dieses Haus liegt nahe der Wiesn. Und es hat blaue Fensterrahmen! Heureka!
Mittlerweile ist leicht eine Stunde vergangen. Weil es das Meldebild »Betrunkener Italiener in Keller« in unserem System nun mal nicht gibt, entschließen wir uns für die diskrete Umschreibung »Kranke

Person in Wohnung«. Dann wird der Zugführer instruiert, das weiße Haus mit blauen Fensterrahmen zu suchen. Denn die Hausnummer haben wir immer noch nicht. Er findet es jedoch in Rekordzeit. Zehn Minuten später stolpert der völlig derangiert wirkende Matteo aus seinem Verlies und will nur noch in sein Hotelbett. Vorher allerdings muss er der Polizei erklären, wie er in diesen Keller geraten ist. Er bleibt allerdings bei seiner Version, sich an nichts erinnern zu können …

Wir Feuerwehrleute sind selbstverständlich genauso neugierig wie der Rest der Welt. Und natürlich diskutieren wir in der Folge die infrage kommenden Möglichkeiten durch und einigen uns schließlich darauf, dass sich Matteo in diesem Keller wahrscheinlich auf ein kleines, pikantes Wiesn-Abenteuer eingelassen hat, das dann irgendwie aus dem Ruder gelaufen sein muss.

Ein paar Tage später meldet sich erneut ein Italiener, der es ebenfalls fertiggebracht hat, sich in einen Keller einschließen zu lassen. Im Gegensatz zu Matteo weiß er aber immerhin noch, wo er ist.

Wie gesagt, ich frage mich wirklich manchmal, wie es Menschen schaffen, sich in die unmöglichsten Situationen zu bringen …

Der Asthma-Anfall

Der Notruf kommt mitten in der Nacht um drei Uhr. Eine Frau namens Hilde Fender, sehr schwer zu verstehen. Sie pfeift buchstäblich aus dem letzten Loch. Nach jedem Atemzug gibt sie ein extrem pfeifendes Geräusch von sich. Zusammen mit ihrem Namen und ihrer Telefonnummer erscheinen auf meinem Display ihr Wohnort und die Adresse. Eine große Hilfe für uns in Notfällen wie diesem. Doch blind vertrauen dürfen wir diesem System nie. Denn manchmal dauert es nach einem Umzug bis zu ein Jahr, bis die neuen Adressdaten übertragen werden. Es ist also zwingend notwendig, immer noch einmal die Adressdaten zu kontrollieren. Ich frage daher routinemäßig noch einmal nach: »Hauptstraße 116, ja?«
Mit größter Mühe presst sie heraus: »… 16 …«
»Nicht 116?«
»… 16 …«
Hier stimmt irgendwas nicht. Ich sehe mir die im System angegebene Adresse Hausnummer 116 genauer an. Ein frei stehendes Einfamilienhaus in einer dieser typischen Wohnsiedlungen entlang der Ortsdurchfahrt. Haus Nummer 16 am anderen Ende sieht allerdings ungefähr genauso aus. Mist. Ist sie kürzlich vielleicht umgezogen und kann sich in ihrer Not nicht an die neue Adresse erinnern?
»Frau Fender, sind Sie allein im Haus? Können Sie sich Hilfe holen?«
»Allein …«
Mittlerweile geht es der Patientin so schlecht, dass ich bezweifele, ob sie überhaupt noch die Kraft haben wird, uns die Tür zu öffnen. Ich höre eigentlich immer auf mein Bauchgefühl, und das sagt mir in jener Nacht ganz klar: Alarmier zusätzlich zum Notarzt lieber noch eine Einheit Feuerwehr für die sehr wahrscheinlich notwendige Wohnungsöffnung. Aber wohin soll ich die Kollegen schicken? 16 oder 116 – das ist hier die Frage. Über Funk schildert ich den Einsatzkräften mein Problem. Die Kollegen teilen sich daraufhin auf. Bei

Hausnummer 116 steht der Name »Fender«. Das Übermittlungssystem hat in diesem Fall tatsächlich die richtige Adresse gespeichert. Die Feuerwehrkollegen öffnen die Tür in Sekundenschnelle mit dem Sperrwerkzeug. Im ersten Stock finden sie Frau Fender. Sie ist an der Schwelle zum Bad zusammengebrochen. Das Gesicht ist sehr weiß, die Lippen bereits blau. Sie atmet nicht mehr. Das Notarztteam beginnt sofort mit der Reanimation. Doch alle Bemühungen bringen Herz und Atmung nicht mehr in Gang. Frau Fender ist tot. Erstickt am letzten ihrer schweren Asthmaanfälle, einer Krankheit, an der sie seit vielen Jahren litt. Und keine Macht der Welt kann sie zurückholen. Wir sind zu spät gekommen. Sie ist nur 37 Jahre alt geworden.

Ich denke oft darüber nach, wie schwer es für die Angehörigen sein muss, wenn der Notarzt geht und irgendwann die große Stille kommt. Und mit ihr die Erkenntnis, dass der geliebte Mensch nie wieder durch diese Tür nach Hause kommen, nie wieder lachen, nie wieder sprechen wird.

Ein Menschenleben aufzugeben ist auch für die Retter immer wieder niederschmetternd – vor allem dann, wenn es um relativ junge Menschen geht, die noch so viele schöne Jahre vor sich gehabt hätten.

Szenen einer Ehe

Auf dem Klingelschild steht »Klefisch«. Hier sind wir wohl richtig. Wir stehen im zweiten Stock eines typischen Münchner Mietshauses in einem alten Arbeiterviertel. Renovierungsbedürftig wie so viele Häuser in dieser Gegend. Wer hier wohnt, stapelt nicht gerade die Tausender im Nachttisch. Ich drücke auf den Klingelknopf. Schon wird die Tür aufgerissen. Eine etwa 65-jährige Frau. Ihre Augen funkeln misstrauisch und aggressiv in ihrem roten, runden Gesicht. Die schlecht blondierten, kurzen Haare sträuben sich nach allen Seiten. Die stämmigen, kurzen Beine stecken in reichlich engen Hosenbeinen. Unter dem ehemals weißen, fleckigen Pullover wölben sich unübersehbar fulminante Speckröllchen unter einem wogenden Busen. Sie atmet schwer und wirkt, als hätte sie soeben einen Ringkampf gewonnen. Im vergilbten Flur riecht es überwältigend nach Zwiebeln und kaltem Zigarettenrauch.

»Hallo, Frau Klefisch. Ihr Mann hat uns angerufen. Jemand soll verletzt sein. Was ist denn passiert?«

»Ja, was soll schon sein? Alles halb so schlimm. Da hinten sitzt er«, mault sie übellaunig und deutet mit dem Daumen über die Schulter in das winzig kleine, heillos vollgestopfte Wohnzimmer am Ende des Flurs.

Auf einer abgefieselten Plüschcouch hockt der Verlierer des Ringkampfes. Ein einfacher, hagerer Mann mit einem blassen, müden Gesicht, 70 Jahre alt – von der Statur her allenfalls die Hälfte seiner angetrauten Wuchtbrumme. Um einen Arm hat er ein Tuch geschlungen. Darunter kommt eine ziemlich großflächige, aber nicht sehr tiefe und leicht geschwollene Abschürfung zum Vorschein. »Wie ist denn das passiert, Herr Klefisch?«

Er öffnet den Mund, kommt aber nicht mehr zu Wort.

»Er ist gefallen «, antwortet seine Frau an seiner Stelle und wirft ihm dabei bohrende Blicke zu, die ihn augenblicklich verstummen lassen. Er senkt den Kopf und presst die Lippen zusammen.

»Wo sind Sie denn gefallen, Herr Klefisch?«
»Im Bad«, antwortet sie sofort an seiner Stelle.
Was ist hier eigentlich los? Der Kollege deutet meinen skeptischen Blick goldrichtig und lockt die resolute Frau unter einem Vorwand in die Küche: »Ich würde gern die Patientendaten aufnehmen. Wo kann ich mich einen Moment hinsetzen zum Schreiben? Wie ist Herr Klefisch versichert?«
Endlich bin ich mit dem Patienten einen Moment allein.
»Herr Klefisch, was ist denn wirklich passiert?«
Statt einer Antwort steigen ihm Tränen in die Augen. Er atmet schwer. Seine Lippen zittern.
»Wissen Sie, Sie ist eigentlich eine gute Frau. Aber manchmal ist sie einfach nicht mehr sie selbst. Sie wird so schnell böse und regt sich immer auf. Das ist so, seit unsere einzige Tochter vor drei Jahren verunglückt ist. Ein Autounfall. Sie war sofort tot …« Die Stimme versagt ihm.
Er lenkt vom Thema ab, scheint sich in Grund und Boden zu schämen. Ich lasse ihm ein bisschen Zeit und frage dann geradeheraus: »Herr Klefisch, werden Sie von Ihrer Frau misshandelt?«
Er nickt heftig, eine Träne fällt auf sein mageres Hosenbein. Ich desinfiziere und verbinde ihm nun schweigend seine Wunde. Die weitere Behandlung kann später sein Hausarzt übernehmen.
Männer, die von Frauen geschlagen werden, sind gerne Gegenstand gemeiner Witze. Wenn man ihr Leid jedoch mal aus nächster Nähe miterlebt, bleibt einem das Lachen augenblicklich im Hals stecken. Während ich meinen Notfallkoffer wieder zusammenpacke und überlege, ob und wie ich ihm helfen könnte, nimmt er allen Mut zusammen: »Könnten Sie mich vielleicht ins Krankenhaus mitnehmen? Ich meine, nur für einen Tag oder so? Ich muss mal aus der Schusslinie. Sie haben ja selbst gesehen, was hier los ist …«
Grundgütiger! Was kann ich nur für ihn tun? Diese kleine Wunde ist ja eigentlich kein Grund, ihn mitzunehmen … Da geht die Küchentür auf. Die Gattin ist im Anmarsch. Ohne groß zu diskutieren, erkläre ich ihr: »Frau Klefisch, wir nehmen Ihren Mann vorsichtshalber mit

ins Krankenhaus. Der Arzt soll ihn sich mal anschauen und der Arm sollte auch geröntgt werden ...«

Wie ich das allerdings dem Arzt erklären soll, weiß ich da selbst noch nicht.

Herr Klefisch lächelt mich verschwörerisch an. Ohne noch lange mit der keifenden Frau zu diskutieren, begleiten wir den Rentner aus der Wohnung die Treppe hinunter und in unser Auto. Dort schlage ich mit Schwung die Tür zu. Endlich Ruhe. Und Herr Klefisch atmet auf.

Auf der Fahrt ins Krankenhaus erfahren wir dann, dass seine Frau ihn im Streit in der Küche geschlagen und absichtlich zu Boden gestoßen hat. Er ist gestürzt und hat sich dabei den Arm an der rauen Wand aufgeschrammt. Und das ist nicht das erste Mal gewesen, dass sich die Furie an ihrem Mann vergriffen hat. Niemals jedoch hat Herr Klefisch gewagt, sich zu wehren oder gar die Hand gegen sie zu erheben. In seiner Not und nur um der Wut seiner Frau zu entgehen, hat er diesmal bei uns Hilfe gesucht. Eigentlich wäre er eher ein Fall für die Polizei, aber das will Herr Klefisch, der vor lauter Scham ohnehin schon fast im Boden versinkt, ihr auf gar keinen Fall antun: »Ich kann doch nicht meine eigene Frau anzeigen. Das glaubt mir ja auch kein Mensch...«

Gewalt in der Ehe, in Familien oder in Beziehungen ist ein Dauerthema in allen Notrufzentralen. Die große Scham der Opfer – noch dazu in dieser eher seltenen Konstellation und im fortgeschrittenen Alter – verhindert in vielen Fällen professionelle Hilfe. Zumal es Männern naturgemäß ungemein schwerfällt zuzugeben, dass sie unter der Fuchtel einer Frau stehen.

Was wohl aus dem Ehepaar Klefisch geworden ist? Ich habe dem Doktor in der Klinik später einfach die Wahrheit gesagt. Er hatte dafür das größte Verständnis und ich hoffe, er hatte auch einen guten Rat und einen guten Psychologen. Ob das Ehepaar Klefisch wohl eine Therapie gemacht hat? Oder ob sie sich vielleicht längst getrennt haben? Ich weiß es nicht. In dieser unglücklichen Familie scheint es wohl nur noch Opfer zu geben.

Bei meiner Heimkehr am nächsten Morgen habe ich meine Frau und meine Kinder etwas länger als sonst ganz fest und dankbar gedrückt.

Horst aus dem Forst

Die Großstadt München ist bekanntlich in weiten Teilen umgeben von ausgedehnten Waldgebieten, die lediglich von mehr oder weniger befahrbaren Forststraßen und vielen Spazierwegen oder Trampelpfaden durchzogen sind. Hier einen Verletzten zu finden ist schwierig bis unmöglich. Darum dürfen die Waldarbeiter auch grundsätzlich nur mindestens zu zweit arbeiten. Es sollte immer jemand in der Lage sein, rasch Hilfe zu holen. Um Feuerwehr und Rettungsdienst auf dem schnellsten Weg zum Einsatzort zu bringen, wurden die Waldgebiete vor einigen Jahren in Planquadrate eingeteilt. Innerhalb dieser Quadrate gibt es wiederum Lotsenpunkte (zum Beispiel ein Haus, eine Kreuzung, eine Trafostation oder eine Bushaltestelle), an denen die Einsatzkräfte erwartet und dann auf dem kürzesten Weg zum Verletzten geführt werden. Zudem haben alle Waldarbeiter ein GPS-Navigationsgerät dabei, um jederzeit ihre Position bestimmen zu können. Damit alles klappt, üben die Forstbehörden mit ihren Mitarbeitern regelmäßig den Ernstfall – und zwar so echt wie möglich mit stöhnenden Statisten und allerhand angeschminkten, zum Teil ziemlich besorgniserregenden Verletzungen. Lediglich die Verantwortlichen der zuständigen Einsatzzentralen, die die entsprechenden Lotsenpunkte bei einem Notfall eingeben und einen Rettungswagen losschicken müssen, sind in der Regel über anstehende Übungen informiert. Die Besatzungen der Rettungswagen dagegen werden nicht eingeweiht und sind damit der wesentliche Bestandteil dieser möglichst realitätsnahen Übungen. Ein Umstand, der einen Waldarbeiter namens Horst im Winter letzten Jahres ernsthaft das Fürchten lehrte.

Es war ein kalter, aber sonniger Dezembertag. Im Wald lag nur eine dünne Schneedecke. Wie geschaffen für eine Übung. Das ausgewählte Szenario kam der Realität sehr nahe. Die Regie sah vor, dass sich mitten im Staatsforst im Münchner Norden ein Waldarbeiter mit der Motorsäge eine Schnittwunde am Fuß zugefügt hatte. Dafür wurde der Mann professionell geschminkt, die Wunde sogar mit echt wirkenden Plastilinfetzchen und Kunstblut täuschend echt hergerichtet. Durchaus eine ernst zu nehmende Verletzung, aber nicht lebensbedrohlich. Sonst hätten wir einen Notarzt mit Blaulicht oder gar einen Rettungshubschrauber losgeschickt. Bei diesen Übungen geht es jedoch hauptsächlich darum, dass der Patient möglichst schnell gefunden wird.

Unser Simulant Horst saß also mitten im Wald, fluchte und fror (das war echt!) und stöhnte vor Schmerz (ganz großes Kino). Laufen konnte er nicht mehr. Er gab sich wirklich die größte Mühe, seinen Schmerz realistisch darzustellen. Vielleicht ein bisschen zu viel Mühe. Denn die Retter bemerkten offenbar nicht, dass das hier nur eine Übung sein sollte. Die Kollegen legten dem bibbernden Horst also eine wärmende Goldfolie um, deckten die »Wunde« fachgerecht steril ab, stellten das Bein ruhig und legten dem Patienten einen sogenannten intravenösen Zugang. Das heißt: Sie schoben ihm eine echte Nadel in die Armvene und hängten ihm eine Infusion zur Kreislaufstabilisierung an. Da Horst keine gute Venen hatte, war das eine ziemlich üble Stocherei.

An diesem Punkt wurde es dem armen Horst langsam mulmig. Noch nie zuvor war er bei einer Übung gestochen worden. Doch er blieb tapfer seiner Rolle treu und ließ sich von zwei kräftigen Rettungsassistenten quer durch den Wald zum Rettungswagen am Lotsenpunkt schleppen. Und dann ging es direkt ab in die Klinik, wo der Patient ausgeladen und in die Notaufnahme gerollt wurde.

An diesem Punkt – dachte Horst – könnte die Übung ja mal langsam vorbei sein. Er setzte sich also auf und wollte aufstehen. Schon spürte er die Hand des besorgten Rettungsassistenten auf seiner Schulter und hörte dessen väterlich-gütige Stimme: »Schön ruhig liegen bleiben! Der Doktor kommt gleich.« Da war es um seine Geduld geschehen. In banger Erwartung weiterer Spritzen sprang der Ärmste vor den Augen der sprachlosen Retter und des gerade eingetroffenen Chirurgen von der Trage, zog sich die Nadel aus dem Arm, zückte sein Handy und rief nunmehr ernsthaft empört seinen Chef an:

»Sagen Sie mal, wann ist denn diese Übung hier eigentlich vorbei? Ich bin jetzt im Krankenhaus und schon total zerstochen. Mir reicht das jetzt. Ich gehe jetzt heim.«
Es dauerte einen Moment, bis die Kollegen die Komik dieser Situation begriffen. Selten ist in einer Notaufnahme so laut gelacht worden. Und auch Horst lachte am Ende mit und trank auf unsere Kosten einen schönen steifen Grog – als kleine Entschädigung.
Das Theaterstück im Wald hatte natürlich ein kleines Nachspiel. Seither achten wir und auch die Forstbehörden streng darauf, dass die jeweils Verantwortlichen in den Leitstellen stets informiert sind und rechtzeitig eingreifen, damit die Übungen nicht aus dem Ruder laufen. Die interne Einsatzschilderung hat sicherlich auch bei den Vorgesetzten für ein leichtes Schmunzeln gesorgt. Darin nämlich heißt es: »Er bekam eine Infusion gelegt, was er erstaunlicherweise ohne Kommentar hinnahm, obwohl dazu mehrere Einstichversuche notwendig waren.«
Ich finde übrigens, man sollte unseren Horst aus dem Forst für die nächste Bambi-Verleihung vorschlagen. Ein Preis für die tapferste Nebenrolle wäre doch wohl das Mindeste. Oder ein Preis für den besten Simulanten oder so.

Herr Rossegger

Seine Stimme klingt klar und fest. Obwohl er sicherlich ein Mann im fortgeschrittenen Alter ist. Eine Leitstelle aus einem Nachbarlandkreis hat ihn soeben zu mir durchgestellt mit dem vielversprechendem Hinweis: »Der ist wohl eher was für euch in München. Wir können ihm von hier aus jedenfalls nicht helfen.« Da bin ich ja mal gespannt:

»Die Feuerwehr. Der Rettungsdienst. Grüß Gott!«

»Bin ich jetzt in München oder wo?«

»Ganz recht. Sie sind bei der Integrierten Leitstelle der Berufsfeuerwehr München.«

»Sehr gut. Danke. Hier spricht der Rossegger Gottlieb. Ich brauche dringend Ihre Hilfe.«

Beinahe hätte ich gefragt: »Wo brennt's denn?« Aber diese Frage ist natürlich ein absolutes No-go und in diesem Kontext möglicherweise auch höchst unpassend. Ich begnüge mich also mit meiner Standardfrage: »Wie kann ich Ihnen helfen?«

»Ich bin gestürzt. Ich habe sehr starke Schmerzen und kann nicht aufstehen. Ich schätze, mein Fuß ist gebrochen.«

»Wo sind Sie denn, Herr Rossegger?«

»In München.«

»Und wo da?«

»Das weiß ich nicht.«

»Das wissen Sie nicht?«

»Ich bin in der Wohnung eines Bekannten. Er ist aber nicht da. Und ich kenne die Adresse nicht.«

»Können wir Ihren Bekannten vielleicht mal anrufen?«

»Ich habe keine Nummer.«

»Wie heißt er denn?«

»Peter.«

»Und weiter?«

»Fällt mir gerade nicht ein. Das Alter, das Alter … Es tut mir leid … Ich denke nach. Wie heißt denn jetzt der Peter doch gleich …«
Ach herrjeh. Da habe ich ja heute mal wieder am Glücksrad gedreht – und verloren. Mist.
»Können Sie zur Tür oder ans Fenster gehen und vielleicht Nachbarn um Hilfe bitten?«
»Ich kann nicht aufstehen, völlig unmöglich. Mir ist schon ganz schlecht vor Schmerzen. Und mein Telefon ist auch bald leer.«
»Schon gut. Ich sehe Ihre Nummer auf dem Display. Ich rufe Sie gleich wieder an. Und jetzt versuche ich, Ihr Handy zu orten.«
»Was machen Sie?«
»Orten. Ich versuche über Ihr Handy herauszufinden, wo Sie sind.«
Ich habe nicht den Eindruck, dass er mich versteht, aber dann sagt er: »Ach so. Na schön. Ich warte. Aber vergessen Sie mich nicht!«
Natürlich nicht.
Die Ortung geht schief. Kein Ergebnis.
Jetzt kann wohl nur noch die Polizei helfen.
Tatsächlich finden die Beamten einen Gottlieb Rossegger, 76 Jahre alt, wohnhaft in einem bayerischen Luftkurort. Und die Kollegen von der Polizei wissen noch mehr. Herr Rossegger hat nämlich einen gesetzlichen Betreuer. Weil er nicht mehr geschäftsfähig ist wegen fortgeschrittener Demenz. Er ist auch schon mehrfach weggelaufen und hat allein nicht mehr heimgefunden. Das lässt die Sache natürlich in einem ganz anderen Licht erscheinen. Ob er überhaupt in München ist? Ich bin mir da plötzlich gar nicht mehr so sicher.
Der gesetzliche Betreuer hat glücklicherweise bei der Polizei seine Telefonnummer hinterlegt. Die Verbindung ist jedoch eine Katastrophe. Was kein Wunder ist, denn ich störe den Mann am anderen Ende der Welt in Orlando/Florida während eines offenbar gut besuchten Ärztekongresses. Der Lärmpegel im Hintergrund ist jedenfalls gewaltig. Er ist völlig überrascht und erklärt: »Ich verstehe das nicht. Meines Wissens befindet sich Herr Rossegger im Seniorenheim seines Heimatortes. Er wohnt dort schon seit drei Jahren. Ich kann mir absolut nicht vorstellen, wie er nach München gekommen sein soll und bei

wem er da sein könnte. Er hat dort, soweit ich weiß, überhaupt keine Anlaufstelle.«

In der Zwischenzeit hat Herr Rossegger schon wieder zweimal angerufen, weil er Angst hat, dass wir ihn vergessen haben.

Also Anruf im genannten Seniorenheim. Die Pflegerin dort fällt aus allen Wolken: »Das ist doch nicht möglich!« Ihr Schützling Rossegger ist nämlich schon Ende der vergangenen Woche wegen einer Beinvenenthrombose ins Krankenhaus verlegt worden – in der nahen Kreisstadt wohlgemerkt, nicht in München.

Zwei weitere Anrufe von Herrn Rossegger, der nun etwas ungehalten ist und sich im Stich gelassen fühlt.

Und mir reicht es jetzt auch langsam. Wir müssen endlich diesen offenbar verwirrten und verletzten Mann finden, der dringend Hilfe benötigt. Also Anruf in der Klinik: »Liegt bei Ihnen ein Herr Rossegger, Gottlieb? Und wenn ja, würden Sie bitte mal nachsehen, ob er in seinem Zimmer ist?« Die Schwester am Telefon reagiert ein bisschen genervt, lässt aber dann den Hörer liegen und kommt nach einer Minute wieder zurück: »Herr Rossegger liegt in seinem Bett, da, wo er hingehört. Es geht ihm gut. Und er telefoniert. Zufrieden?«

Nein, Schwester. Ich bin absolut nicht zufrieden. Der anscheinend völlig desorientierte alte Herr telefoniert nämlich zum nunmehr siebten (!) Mal mit uns und klagt immer noch über Schmerzen.

Ich bitte die Schwester daher, ihm nun endlich ein Schmerzmittel zu bringen und ein bisschen besser auf ihn aufzupassen.

Die Ansage hat offenbar gewirkt. Herr Rossegger hat jedenfalls nicht wieder angerufen.

Der Neuhauser Feuersturm

Es war die Nacht zum 26. November 1994, ein Samstag. Und alle, die in jener Schreckensnacht dabei waren, werden sie nie wieder vergessen.

Ab 3.40 Uhr klingelten sämtliche Notruftelefone in der Feuerwehr-Einsatzzentrale gleichzeitig. Alle Anrufe kamen aus dem Stadtteil Neuhausen. Und alle Mitteiler waren in heller Panik.

»Die Herz-Jesu-Kirche brennt!«

»Hinter den Fenstern lodert Feuer!«

»Jetzt brennt der Dachstuhl!«

»Die Kirchenfenster platzen!«

»Das Türmchen ist explodiert!«

»Das Feuer greift auf die Häuser über. Um Gottes willen. Beeilt euch!«

Die Disponenten der alten Feuerwehr-Einsatzzentrale lösten binnen kürzester Frist Großalarm aus. Zuerst von den Feuerwachen 3 und 4 und später dann aus vielen Wachen der Stadt rasten die Fahrzeuge sternförmig los. Ein gigantischer Feuerball – weithin sichtbar über der Stadt – wies den nachgeforderten Einsatzkräften den Weg ins Herz Neuhausens.

Dieser Stadtteil ist ein sehr beliebtes, geschichtsträchtiges und lebendiges Münchner Wohn- und Geschäftsviertel mit gewachsenen Strukturen, vielen Lokalen und sehr schön sanierten Altbauten. Und mittendrin stand die Herz-Jesu-Kirche – eine der größten Münchner Kirchen in eher schlichter Bauweise und einfach weiß getüncht, aber voller Besonderheiten und unersetzlicher zeitgenössischer, spätmittelalterlicher und spätgotischer Kirchenkunst.

1944 war die katholische Kirche nach einem Bombentreffer schon einmal abgebrannt. Nach dem Krieg kaufte die Kirche für 200.000 Reichsmark die gesamte Holzkonstruktion des Kinos der SS-Wachmannschaften auf Hitlers Obersalzberg bei Berchtesgaden und baute daraus den neuen Dachstuhl der 65 Meter langen und 35 Meter breiten Kirche. Das alte, massive Gebälk war der Garant für eine fabelhafte Akustik. Dass genau diese dicken, alten Balken dem Gotteshaus einmal zum Verhängnis werden würden – das hatte damals nun wirklich niemand ahnen können. Berühmt war die Kirche auch durch ihren streitbaren ehemaligen Pfarrer geworden, der gegen alle Widerstände Tiersegnungen durchführte, Katzen liebte und öffentlich Ordensfrauen rügte, die Hühner in Käfigen hielten. Die Münchner jedenfalls liebten diesen unbeugsamen Mann und auch seine außergewöhnliche Kirche, die 1990 sogar der Dalai-Lama besucht hatte. Und ausgerechnet diese Kirche – dicht umrahmt von bewohnten Altbauten – schien nun in Vollbrand zu stehen.

Im Funk hörte sich das anfangs noch nicht so dramatisch an und es sah auch zunächst gar nicht so aus. Ich war damals Angriffstruppführer vom Löschgruppenfahrzeug des zweiten Zuges der Feuerwache 4 in Schwabing. Noch während der Fahrt rüsteten wir uns mit Atemschutz aus. Als wir eintrafen, züngelte Feuer aus einer kleinen Luke im Dachstuhl.

Im Inneren der Kirche jedoch braute sich – für uns zunächst völlig unsichtbar – ein Inferno zusammen. Ein Feuersturm, wie ich ihn nie zuvor und auch danach nicht mehr erlebt habe. So etwas kannte ich bisher nur aus den Erzählungen unseres ehemaligen Branddirektors und späteren Chronisten Heinrich Schläfer, der uns jungen Feuerwehrleuten in der Ausbildung mit dem Enthusiasmus seiner großen Erfahrung vom Hamburger Feuersturm im Kriegsjahr 1943 berichtet hatte. Es handelt sich dabei um eine Rauchgasdurchzündung – besser bekannt als der gefürchtete Flashover, der immer dann entstehen kann, wenn sich bei enormer aufgestauter Hitze auf großer Fläche brennbare Gase entwickeln, die sich bei Luftzufuhr plötzlich entzünden. Der dadurch entstehende Sog zieht Sauerstoff an. Die Folge davon kann ebendiese explosionsartige Ausbreitung des Brandes sein. Mit verheerenden Folgen, wie wir gleich erleben würden.

Unser Zug war gerade vor dem Hauptportal der Kirche eingetroffen. Das Löschfahrzeug stand etwas links davon. Als wir ausstiegen, kam auf einmal Wind auf, der rasch zu Sturmstärke anschwoll und von einem bedrohlichen Rauschen begleitet war. Im Geiste hörte ich wieder die Worte unseres Ausbilders und wusste jetzt, was er mit einem Feuersturm gemeint hatte. Nur Sekunden später war die ganze Gegend in ein unheilvoll orangefarbenes Licht getaucht. Die gesamte Kirche war über die komplette Länge schlagartig in Flammen aufgegangen! 20 Meter hoch schoss die Feuerwand aus dem Dach.

In den Wohnhäusern ringsherum gerieten die Menschen in Panik. Sie flohen aus den Wohnungen. Über dem Viertel ging ein zweistündiger, glühender Ascheregen und Funkensturm nieder. Weit verstreut lagen faustdicke, glühende Trümmer auf der Straße. Wir sahen Menschen, die mit Brandlöchern in Nachthemden und Bademänteln herumirrten und ihre Freunde, Nachbarn und Angehörigen suchten. Kollegen und die Mitarbeiter der Rettungsdienste hatten alle Hände voll zu tun, um sie schnellstens aus der Gefahrenzone zu bringen.

Da die Kirche nicht mehr zu retten war, galt unsere ganze Sorge und Aufmerksamkeit von nun an den umliegenden Häusern. Hunderte Wohnungen waren in höchster Gefahr. Rings um die Kirche bauten rund 170 Feuerwehrleute alle erdenklichen Rohre und Wasserwerfer auf und kühlten die Fassaden und Dächer mit Millionen Litern Wasser. Die Hitze war so groß, dass das Wasser auf den heißen Fassaden verdampfte und viele Scheiben platzten. Die Straßenzüge um die Kirche herum waren in den gespenstisch orangefarbenen Nebel aus Feuer, Rauch und Wasserdampf gehüllt.

Zwei Stunden lang schirmten wir die Fassade eines Altbaus mit einem Wasservorhang ab. Dabei knieten ein Kollege und ich die ganze Zeit mit unserem B-Rohr – unserem größten tragbaren Löschrohr, das nur bei Großbränden eingesetzt wird und bis zu 800 Liter Wasser pro Minute ausstößt – vor der uns zugewiesenen Villa. Die ganze Zeit trugen wir dabei unsere 16 Kilogramm schweren Atemschutzgeräte, obwohl wir den Atemschutz gar nicht brauchten. Aber wir fanden einfach keine Zeit, die schwere Ausrüstung abzulegen. Die eisi-

gen Wasserströme durchweichten sehr bald unsere Schutzkleidung, die noch bei Weitem nicht dem heutigen Standard entsprach. In kürzester Zeit waren wir nass bis auf die Haut.
Doch am Ende dieser dramatischen Nacht war unsere Strategie aufgegangen. Kein einziges Nachbarhaus wurde von den Flammen erfasst und es war bei vergleichsweise überschaubaren Sachschäden wie geborstenen Scheiben, in der Hitze zerschmolzenen Klingelschildern und Mülltonnen und angesengten Autolackierungen geblieben. Einen Großbrand dieses Ausmaßes inmitten derart enger Bebauung auf nur dieses eine Objekt zu begrenzen – das war in aller Bescheidenheit eine wahrhaft geniale Leistung.
Die Herz-Jesu-Kirche war allerdings auf der gesamten Länge ein Raub der Flammen geworden. Die fast 2000 Quadratmeter große, hölzerne Dachstuhlkonstruktion war komplett ins Kirchenschiff gestürzt. Kurz vor Ausbruch des Feuersturms war noch der kleine Kupferkirchturm mitsamt seiner goldenen Kugel senkrecht in den Himmel geschossen. So gewaltig war der Druck gewesen. In Hauseingänge und Mauernischen gedrückt, verfolgten Hunderte fassungsloser Neuhauser die mehrstündigen Löscharbeiten. Vielen liefen die Tränen über das Gesicht. Am Morgen danach standen nur noch die Außenmauern des Gebäudes. Es war der größte Brand der Nachkriegszeit gewesen, der je im dicht bebauten Münchner Stadtgebiet ausgebrochen war. Der Schaden wurde auf etwa zehn Millionen Mark geschätzt.
Mit der Herz-Jesu-Kirche ist damals ein Stück der Neuhauser Stadtteilgeschichte in Rauch und Flammen aufgegangen. Und es war vielleicht ganz gut, dass der ein Jahr zuvor verstorbene Pfarrer dieses Inferno nicht mehr erleben musste. Der Verlust seiner geliebten Pfarrkirche, in der er 28 Jahre gewirkt und für die er gelebt hatte, hätte ihm das Herz gebrochen.
Doch selbst im Zustand völliger Zerstörung hielt die Herz-Jesu-Kirche noch einige Überraschungen bereit. Ich kriege heute noch eine Gänsehaut, wenn ich an das Bild der beiden Freiwilligen Feuerwehrmänner denke, die aus den verkohlten Kirchentrümmern eine zwar

rußgeschwärzte, aber fast völlig unversehrte, große Jesus-Christus-Figur samt Holzkreuz trugen. Auch der neue Gemeindepfarrer machte neben einigen Kerzenleuchtern und Heiligenfiguren noch einen überraschenden Fund: Er stieß inmitten der Trümmer auf den Tabernakel mit dem Allerheiligsten. Außen völlig verkohlt, innen jedoch war das weiße Tuch unversehrt und die geweihten Hostien im Goldkelch waren sogar noch verzehrbar. »Das war die Gnade Gottes«, sagte der Pfarrer später tief berührt in Interviews.
Die Brandursache war wahrscheinlich ein Kurzschluss in der Sakristei, der über Stunden unbemerkt vor sich hingeschwelt und dabei die Einrichtung, Messgewänder und Altardecken in Brand gesetzt hatte. Noch gegen Mitternacht hatte der Mesner seinen letzten Kontrollrundgang gemacht und dabei absolut nichts Ungewöhnliches bemerkt. Die Herz-Jesu-Kirche wurde einige Jahre später mithilfe von Spendengeldern wieder aufgebaut. Anstelle der alten, eher schmucklosen Kirche steht heute ein hochmoderner blauer Glasquader – eine architektonische Sehenswürdigkeit.

Der Wiesn-Krater

Es ist mir heute noch ein Rätsel, wie die Verantwortlichen der Öffentlichkeit den drohenden Eklat so lange verschweigen konnten. In keiner Zeitung, keinem Radio- oder Fernsehsender fiel darüber ein einziges Wort – vier Monate lang! Dabei ging es schließlich um nichts Geringeres als eine zunächst völlig unkalkulierbare Gefährdung der Sicherheit des weltberühmten Oktoberfestes. Und damit spaßen die Münchner bekanntlich nicht. Niemals!

Schuld an dieser verrückten Situation war ein Loch, das sich ausgerechnet am Vorabend der Wiesn-Eröffnung im September 1998 hinter der Stütze einer Achterbahn im Osten der Festwiese aufgetan hatte. Die Öffnung war nur etwa 30 Zentimeter breit, doch die Ursache war unklar. Irgendetwas hatte da unterirdisch nachgegeben. Aber was? Und warum? Und vor allem: wie groß und wie tief?

Experten der Berufsfeuerwehr wurden zur Begutachtung hinzugezogen. Auf den Knien und dem Bauch rutschten die Kollegen mit starken Handscheinwerfern um das Loch herum, um dessen Ausmaße zu ergründen. Doch die tatsächliche Größe des Hohlraumes ließ sich nicht ausmachen, da weder Wände noch der Boden zu sehen waren. Das Loch einfach zu erweitern und hinabzusteigen war wegen der unkalkulierbaren Einsturzgefahr viel zu riskant. Kurzfristig wurde erwogen, Teile der Festwiese abzusperren und die Achterbahn abzubauen. Das wäre natürlich eine Katastrophe für den Fahrgeschäftsbetreiber gewesen – ganz zu schweigen von dem Presseecho und der großen Verunsicherung, die solch eine drastische Maßnahme zur Folge gehabt hätte. Am Tag vor der Wiesn befinden sich bereits Hunderttausende Touristen in der Stadt, die dem größten Volksfest der Welt regelrecht entgegenfiebern. Und alle Festwirte der großen Zelte, die Karussellbetreiber und die Standlbesitzer fürchten in den zwei wichtigsten Wochen des Jahres nichts mehr als beunruhigende

Wiesn-Schlagzeilen. So lag plötzlich die schwere Last der Entscheidung auf unseren Schultern.

In Absprache mit den Vertretern der Stadt, des TÜV, der zuständigen Behörden, der Polizei und der Festleitung sahen wir am Ende nur noch eine Lösung: Ein Bagger musste das Loch aus sicherer Entfernung erkunden. Ein normaler Bagger schied für solch ein Unterfangen allerdings aus, dazu musste ein sogenannter Seilzugbagger mit der entsprechend großen Ausladung her. Diese Riesen wurden schon damals nur noch für Abrissarbeiten eingesetzt und standen daher nicht gerade an jeder Ecke herum.

Wir saßen also in der Leitstelle und wählten uns die Finger wund, und das ausgerechnet an einem Freitagnachmittag und keine 24 Stunden vor der Wiesn-Eröffnung. Es war zum Verzweifeln und wir fingen uns einen Korb nach dem anderem bei den Privatunternehmen ein. Nach zwei nervigen Stunden wurden wir endlich fündig, allerdings nicht in München, sondern im tiefsten Niederbayern – schlappe 140 Kilometer von der Landeshauptstadt entfernt. Der Zeitplan, den der Unternehmer uns unterbreitete, war jedoch ein Albtraum. 50 Minuten benötigte der Baggerfahrer, um am Standort zu erscheinen. Weitere zwei Stunden wurden für Abbau und Reisetransport veranschlagt. Als reine Fahrzeit errechnete der Unternehmer knappe zwei Stunden. Es würde also später Abend werden. Und die nächste Hiobsbotschaft ließ nicht lange auf sich warten. Für solche Transporte mit Überbreite benötigt ein Unternehmer eine behördliche Sondergenehmigung – aussichtslos an einem Freitagnachmittag. Hier erwies sich unser guter Kontakt zur Polizei als reiner Segen. Denn die Beamten organisierten unbürokratisch eine Begleitung für den Schwertransport, von Straubing auf dem kürzesten Weg zur Münchner Theresienwiese. Und damit war der Weg nach München zur Errettung der Wiesn endgültig frei.

Spät am Abend rollte der Baggertransport dann durch die Stadt zur Festwiese. Das fiel nicht weiter auf, denn zur Oktoberfestzeit sehen die Münchner jeden Tag und oft auch nachts schwer beladene Tieflader und Lkw Richtung Festwiese rollen.

Das Loch, das der Seilzugbagger in dieser Nacht im gleißenden Licht unserer Scheinwerfer um 22.30 Uhr am Rand der Festwiese freilegte, erwies sich als ein bis dato unbekannter unterirdischer Wehrmachtsbunker in beträchtlicher Größe von etwa zehn Meter Länge und fünf Meter Breite. Ein Relikt aus Kriegszeiten, das in den Jahrzehnten danach trotz zahlreicher Erdbewegungen für Wasser, Strom, Gas und den U-Bahn-Bau nicht entdeckt worden war. Viele Jahre lang waren regelmäßig 100 Tonnen schwere Kranwagen über den damals neuen, mit 50 Zentimeter Schotter aufgefüllten Rettungsweg gerollt. Glücklicherweise hatte die 30 Zentimeter starke Betondecke standgehalten. Nun jedoch war einen halben Meter unter der Straße der Lüftungsschacht dieser Betondecke eingebrochen.

Mitten in der Nacht war natürlich kein Beton zum Auffüllen des Bunkers aufzutreiben. So rückten erst am Samstag um 10.45 Uhr – kurz vor der offiziellen Eröffnung – die Betonmischer an. Und während Münchens Oberbürgermeister mit dem berühmten Ruf »O'zapft is!« das Oktoberfest 1998 eröffnete, rauschten im Osten der Festwiese gerade 90 Kubikmeter Flüssigbeton in den alten Bunker. Und niemand fragte uns, was wir da eigentlich trieben.

Geophysiker machten sich sofort mit Magnetsensoren, Laser- und Ultraschalltechnik auf die Suche nach weiteren Löchern, um noch mehr unangenehme Überraschungen ein für alle Mal auszuschließen. Im Januar darauf kam die Geheimoperation Bunker dann natürlich doch noch heraus. Und in München wurde in den Wochen danach lange und heftig öffentlich darüber gestritten, wie groß die Wahrscheinlichkeit damals wohl gewesen war, während des Oktoberfestbesuchs in einem Wiesn-Krater zu versinken.

Kevin – leider nicht allein zu Haus

Wer Menschen helfen will, muss das wirklich aus ganzem Herzen wollen. Und sich für alle Fälle ein dickes Fell zulegen. Denn das wird oft gebraucht. Zum Beispiel für die große Schar dieser wahnsinnig lustigen Witzbolde, Störenfriede und Nervensägen, die gar keine Hilfe brauchen. Allen voran die Kinder, die es einfach nicht lassen können, nur so zum Jokus zehnmal hintereinander die 112 zu wählen. Das hört sich dann etwa so an:

»Die Feuerwehr. Der Rettungsdienst. Grüß Gott!«

»Bei uns brennt's!« Zack. Aufgelegt.

Und zehn Sekunden später: »Arschloch!« Aufgelegt.

Meine persönliche Schmerzgrenze liegt bei fünf Beleidigungen in zwei Minuten. Ab da wehre ich mich – und zwar auf meine Weise. Meine schärfste Waffe: der Rückruf! Kinder (und auch viele Erwachsene) wissen meist nicht, dass die Nummern von Handys und Festanschlüssen auf meinem Display fast immer mit Namen und Adresse angezeigt werden – sofern der Telefonkunde dieser Regelung nicht ausdrücklich widersprochen hat. Was ich übrigens niemandem empfehlen würde, weil wir im Falle eines akuten Notfalls die Adresse nicht mehr sehen könnten.

Dieser kleine Witzbold hier ist aber leicht zu finden. Die Anrufe kamen aus dem Osten der Stadt aus einer großen Siedlung. Eine Familie Scherer. Na warte, du kleiner Lümmel!

In der Regel genügt es, die frechen Knirpse mit einem Rückruf fürchterlich zu erschrecken, rein rhetorisch am Öhrchen zu zupfen und den baldigen Besuch der Polizei anzukündigen, falls der Unfug nicht auf der Stelle aufhört. Dieser Kleine hier hat aber Pech. Er geht nämlich nicht selbst ans Telefon, sondern sein Vater. Und mit dem ist nicht gut Kirschen essen.

»Scherer!«
»Grüß Gott, Herr Scherer! Hier spricht Seifert von der Berufsfeuerwehr München. Ich muss Sie leider davon in Kenntnis setzen, dass von Ihrem Telefon aus ein Kind in den letzten Minuten mehrfach den Notruf 112 gewählt und unüberhörbar Arschloch gerufen hat. Falls Sie einen Sohn im relevanten Alter haben sollten, könnten Sie ihm bitte klarmachen, dass er das unterlassen soll?«
Wenn ich gewusst hätte, was das für Folgen haben würde, hätte ich mir den Rückruf vielleicht doch noch mal überlegt.
Am anderen Ende der Leitung herrscht verblüfftes Schweigen. Die Ruhe vor dem Sturm. Und dann die Rückfrage: »Was hat der? Die Feuerwehr angerufen? Mehrmals? Und Arschloch gesagt?«
»Ja, so war das wohl.«
»KEVIN. DU KOMMST SOFORT HER!«
Ohoh, das klingt nicht gut. Im Geiste sehe ich einen kleinen Lausbuben im Alter von ungefähr acht oder zehn Jahren gerade mit feuerroten Ohren im Erdboden versinken. Und ich stehe augenblicklich selbst wieder in kurzen Hosen vor meinem zornbebenden Vater, dem zu Ohren gekommen ist, dass ich der Nachbarin eine größere Ladung Maikäfer in den Briefschlitz der Wohnungstüre geworfen habe. Sie hat mich natürlich sofort verpetzt, was ich ihr übrigens heute noch nicht verziehen habe.
Und jetzt ist also Kevin fällig. Ich unternehme einen zaghaften Beschwichtigungsversuch: »Herr Scherer, ich wollte Ihnen ja nur Bescheid geben, dass …«
»HAST DU GERADE ZU DEM FEUERWEHRMANN ARSCHLOCH GESAGT? WAG ES, MICH ANZULÜGEN, DU ROTZLÖFFEL, ELENDIGER!«
Ich schätze mal, dass der kleine Kevin gerade schuldbewusst nickt, jedenfalls sagt er nichts. Stattdessen höre ich es zweimal trocken klatschen, gefolgt von lautem Wehgeschrei. Ohrfeigen! Gleich zwei Stück und die auch noch knallhart geschlagen. Das geht zu weit. Das habe ich nun wirklich nicht gewollt. Und schon werfe ich mich – gerade noch ganz Racheengel – für den armen Kevin in die Bresche: »Herr

Scherer, lassen Sie es jetzt bitte gut sein. Es ist ja nichts passiert. Der Bub hat ja nur … «
»Er wird Sie garantiert nie mehr belästigen. Entschuldigen Sie bitte vielmals. Grüß Gott und einen schönen Tag noch.«
Aufgelegt. Und ich sitze da und fühle mich schlecht. Ich kann es einfach nicht ausstehen, wenn Kinder körperlich gezüchtigt werden. Das ist der falsche Weg. Punktum.
Für weitaus wirkungsvoller und auch pädagogisch sinnvoller halte ich es, die kleinen Missetäter dazu anzuhalten, sich auf der Stelle am Telefon zu entschuldigen. Persönlich natürlich. Ich komme mir dann immer vor wie der Nikolaus, der den Kindern ihre Verfehlungen vorhält, selbstverständlich gleich darauf vergibt und sich dabei insgeheim vor Vergnügen kringelt. Mal ehrlich: Das Klingelmännchen steckt doch in jedem von uns, oder etwa nicht?
Weitaus ärgerlicher finde ich die Zeitgenossen, die ihre superstylischen 800-Euro-Handys ohne Tastensperre in Hosen- oder Manteltasche spazieren führen und dabei nicht merken, dass sie permanent den Notruf wählen. So etwas passiert andauernd. Solche Geräusche hört jeder Disponent mehrmals täglich. Es hört sich an wie das entfernte Fauchen einer Dampflokomotive (das ist das Geräusch des Stoffes, der beim Laufen am Mikro reibt), untermalt von Klock-Klock-, Tack-Tack- oder Klick-Klick-Geräuschen (das sind die Schritte, abhängig von Schuhwerk und Bodenbeschaffenheit). Wenn man diese Kandidaten (übrigens fast immer Männer) zurückruft, kann man oft was erleben. Die Reaktionen reichen von »Entschuldigen Sie bitte vielmals, das ist mir sehr unangenehm« über »Machen Sie Witze?« bis hin zu den ungezogenen Varianten wie »Na und?« oder »Was willst du denn, du Opfer?«.
Relativ unverschämt fallen zuweilen auch die Antworten aus, wenn wir die im System angezeigten Anruferdaten und Adressangaben im Ernstfall vorsichtshalber noch einmal hinterfragen. Es gibt nämlich solche Experten, die öfter mal umziehen, dies auch allen Freunden, der Oma und dem Pizzaboten mitteilen – nur eben leider ihrer Telefongesellschaft nicht. Manchmal dauert es auch einfach ein paar Wochen

oder gar Monate, bis die Daten aktualisiert werden. Und gar nicht so selten nennen Anrufer vor lauter Stress versehentlich alte Adressen. Wegen solcher Fehler ist es schon vorgekommen, dass wir kilometerweite Umwege gefahren sind, nur weil die alte Adresse angezeigt wurde. So etwas kann unter Umständen sogar Leben kosten. Umso ärgerlicher ist es daher, wenn ich mir auf meine höfliche Rückfrage patzige Antworten wie diese einfange: »Warum fragen Sie mich denn so blöd, wenn Sie es eh schon wissen?« Sie denken, dass passiert nur selten? Weit gefehlt. Das passiert andauernd!

Wie gesagt: Dickes Fell kann nie schaden.

Fleisch

Ich hasse es, wenn jemand Lebensmittel leichtfertig verderben lässt oder nachlässig wegwirft. Da sträuben sich mir die Haare. Da bin ich ganz und gar ein Kind vom Land, wo schon die Kleinsten lernen, dass man die Früchte, das Gemüse, die Milch und das Fleisch sorgsam zu behandeln und zu achten hat. Wahrscheinlich bin ich deshalb damals sofort aktiv geworden, als uns eine dringende Anfrage vom Schlachthof erreichte, die eigentlich nicht in unser Fach fiel. Ein Umstand, der mir zunächst Kritik und Unverständnis bei einem Vorgesetzten einbrachte. Was mir übrigens völlig egal war und noch heute ist.

Es war ein heißer Juniabend, ein Tag vor dem Fronleichnamsfeiertag. Die Wettervorhersage verkündete wunderbares Badewetter, trocken und heiß. Ganz München freute sich auf einen freien Tag in der Natur. Nur im Schlachthof hörte man die gute Prognose mit großer Sorge. Dort war nämlich ein Kühlaggregat ausgefallen, das demontiert und repariert worden war und nun in Anbetracht der großen Hitze allerspätestens am frühen Morgen des Feiertages wieder auf eine Kühlzelle gehoben werden musste. Andernfalls wäre die vorgeschriebene Kühltemperatur nicht mehr zu halten gewesen. Was aus Metzgersicht nicht nur eine unverzeihliche Sünde, sondern auch ein gewaltiger Schaden gewesen wäre. In diesem Raum lagerte nämlich eine überaus kostbare Fracht: allerfeinstes irisches Black-Angus-Steak-Fleisch im Wert von mehreren Hunderttausend Euro!

Den ganzen Nachmittag lang hatte der Bauleiter erfolglos in der Gegend herumtelefoniert, um einen Autokran zu organisieren, der das Kühlaggregat am nächsten Morgen nach der nächtlichen Reparatur an seinen Platz heben sollte. Jetzt wusste er einfach nicht mehr weiter und fragte daher uns: »Ich bin am Ende mit meinem Latein. Ihr von der Feuerwehr habt doch so einen großen Kran. Könnt ihr uns aus der Patsche helfen?«

Der Mann war gut informiert. Auf unseren Feuerwachen 9 und 6 in den Stadtteilen Neuperlach und Pasing stehen diverse große Sonderfahrzeuge, darunter auch zwei rote 50-Tonnen-Kräne, mit denen wir zum Beispiel Unfallfahrzeuge zur Menschenrettung heben. Nur in Einzelfällen – wenn es zum Beispiel schnell gehen muss, ein Tankwagen umgestürzt oder die entgleiste Straßenbahn wieder ins Gleis gehoben werden muss – kommen unsere Kräne zum Einsatz. Alles andere überlassen wir in der Regel den gewerblichen Abschleppdiensten oder Kranverleihunternehmen.

Das hier war eigentlich ohne Frage ein Auftrag für ein privates Autokranunternehmen. Auf der anderen Seite drohte der Verlust eines nicht nur in finanzieller Hinsicht kostbaren Lebensmittels, für dessen Erhalt wir Feuerwehrleute uns durchaus auch zuständig fühlen.

In solch kniffeligen Fällen bin ich verpflichtet, mit dem diensthabenden Direktionsdienst auf der Hauptfeuerwache Rücksprache zu halten. So sind nun mal die Regeln. Der Vorgesetzte zögerte, war von dieser Aktion und dem zu erwartenden Ärger nicht gerade sonderlich begeistert. Aber er sagte auch nicht wirklich »Nein!«.

Ich griff also zu einem kleinen Trick: Um uns in juristischer Hinsicht abzusichern, verlangte ich von dem Bauleiter eine lückenlose Liste der Autokranfirmen inklusive aller Ansprechpartner, die er an diesem Tag bereits erfolglos kontaktiert hatte. Im Falle einer Beschwerde würde ich auf diese Weise belegen können, dass alle Möglichkeiten ausgeschöpft worden waren, bevor wir ihm mit unserem Kran aushalfen. Der Bauleiter war sehr erleichtert und machte sich sogleich wieder ans Werk.

Abends um 21.30 Uhr dann die überraschende Wende. Der Bauleiter hatte auf meinen Rat hin den Seniorchef einer großen Münchner Autokranfirma ausfindig gemacht und am Abend noch telefonisch erreicht. Der Unternehmer sagte seine Hilfe für den nächsten Morgen fest zu. Damit war für uns die Sache erledigt.

Die interne Kritik an meinem Rettungsversuch konnte ich nie nachvollziehen. Wo bitte ist da der Sinn, kostbares Fleisch vergammeln zu lassen, nur um einer möglichen Beschwerde aus dem Weg zu gehen? Mit solchen Schlagzeilen wäre die Berufsfeuerwehr wohl nicht groß rausgekommen. Ich würde es jedenfalls jederzeit genauso wieder machen. Nicht wegen der Schlagzeilen, sondern weil ich der Meinung bin, dass man – gerade in der heutigen Zeit – Lebensmittel nicht sinnlos verderben lassen darf.

Die Nottrauung

In den langen Jahren ihrer glücklichen Partnerschaft hatten Steffi (35) und Karl (42) nie einen ernsthaften Gedanken an Hochzeit verschwendet. Religiöse Beweggründe spielten für sie keine große Rolle. Beide waren beruflich viel unterwegs. Er als Außendienstmitarbeiter für eine große Softwarefirma, sie als Reiseverkehrskauffrau. Manchmal hatten Verwandte und Freunde nachgefragt und von beiden immer die gleichen ausweichenden Antworten bekommen: »Hochzeit? Kein Thema für uns. Vielleicht später, wenn mal Kinder kommen. Aber nicht jetzt.« Die Kinder blieben aus. Stattdessen kam der Krebs. Innerhalb weniger Wochen baute der sportliche Karl plötzlich ab. Er fühlte sich ständig müde, nicht mehr belastbar. Als er sogar eine Bergwanderung – sonst eine seiner liebsten Freizeitbeschäftigungen – vorzeitig abbrechen musste, ging er endlich zum Arzt. Der überwies ihn sofort an die Spezialisten eines großen Münchner Klinikums. Leukämie, eine sehr aggressive Form. Karl nahm den Kampf um sein Leben mutig auf. Monatelang ließ er sämtliche Torturen über sich ergehen, litt, weinte, kotzte, hoffte, fühlte sich plötzlich besser – und erlitt den nächsten Rückfall. Der lebensrettende Stammzellenspender wurde trotz weltweiter Suche nicht gefunden und so war das Ende schließlich trotz aller ärztlichen Kunst nicht mehr aufzuhalten.
Steffi wich in dieser schweren Zeit nicht von Karls Seite. Der nahe Tod schweißte die beiden enger zusammen, als das Leben es je vermocht hatte. In dieser Situation wuchs in beiden schließlich auch der große Wunsch, nun doch zu heiraten. Ein Zeichen zu setzen, das da sagte: Wir gehören zusammen, über den Tod hinaus.
An einem Samstagnachmittag meldete sich bei mir in der Leitstelle Karls behandelnder Arzt. Ein junger, sehr engagierter Mediziner: »Ich weiß nicht mehr weiter. Gebt mir mal einen Rat.« Karls Zustand hatte sich plötzlich dramatisch verschlechtert. Das Wochenende würde er nach Einschätzung seiner Ärzte mit größter Wahrscheinlichkeit nicht

mehr überleben. Karl hatte seinen Frieden mit sich und dem Leben gemacht und hatte nur noch diesen einen wichtigen Wunsch: Er wollte Steffi heiraten – heute und sofort. Sie sollte seinen Namen weitertragen. Das war den beiden so wichtig. Wo aber sollte man an einem Samstagnachmittag einen Standesbeamten herkriegen? Da fiel dem Arzt nur noch die Feuerwehr ein.
Außerhalb der Bürozeiten fungiert die Integrierte Leitstelle als sogenannter Meldekopf der Stadtverwaltung. Das ist sogar gesetzlich für die Integrierten Leitstellen (ILS-G) festgelegt. Für den Fall der Fälle sind bei uns Kontaktadressen und Telefonnummern aller wichtigen Behördenvertreter hinterlegt, die wir in einer Notsituation auch mal in der Freizeit bemühen müssen. Dazu gehört zum Beispiel das Passamt, falls jemand (natürlich nur in absoluten Ausnahmefällen) einen vorläufigen Reisepass für eine nachweislich unaufschiebbare Auslandsreise benötigt. Auch die Ausländerbehörde, die Lokalbaukommission sowie Verantwortliche der Ordnungsbehörden und des Schulamtes müssen für uns im Notfall erreichbar sein. Wie furchtbar sich fehlende Rufnummern auswirken können, wurde uns vor einigen Jahren an einem Sonntag bewusst. Da meldete die Polizei eine ernst zu nehmende Bombendrohung gegen mehrere Münchner Schulen. Damals waren noch keine Nummern des Münchner Schulreferates in der Integrierten Leitstelle hinterlegt. Wir mussten aber trotzdem sofort aktiv werden, um zu verhindern, dass die Schüler Montag früh zur Schule kommen und schlimmstenfalls einem Amoktäter ahnungslos in die Arme laufen würden. Lediglich für die Brandmeldeanlagen der Schulen waren bei uns Telefonnummern hinterlegt. Wir hatten an diesem Tag Glück – in mehrfacher Hinsicht: Gleich die erste Nummer eines Hausmeisters war tatsächlich noch aktuell. Er war auch zu Hause und ging sogar sofort ans Telefon. Wenige Minuten später meldete sich der Direktor der Schule bei mir, der sich gleich mit dem Schulreferat und der Polizei in Verbindung setzte. So nahm alles seinen Lauf. Kein Schüler geriet in Gefahr und die Polizei konnte ungestört agieren.

Seitdem klappt das mit den Nummern vom Schulreferat. Ärgerlicherweise ist der Verteiler manchmal nicht mehr ganz aktuell, was bereits zu grotesken Situationen geführt hat. Ich habe zum Beispiel mal einen Behördenvertreter kontaktiert. Statt seiner nahm seine Frau den Hörer ab und sagte sehr gefasst: »Sie können meinen Mann leider nicht erreichen. Er ist bereits vor über einem Jahr verstorben.« Ich wäre am liebsten im Erdboden versunken vor Scham …

Und jetzt also der arme Karl, dem wir unter allen Umständen den letzten Wunsch erfüllen wollten. Über den Behördenleiter fanden wir tatsächlich innerhalb kurzer Zeit einen freundlichen Standesbeamten, der sich sofort mit der Klinik in Verbindung setzte.

Nach zwei Stunden fragte ich in der Klinik noch einmal nach, ob alles gut geklappt hatte. Die Schilderung des Arztes ging mir wirklich zu Herzen. Am frühen Abend hatte der Standesbeamte an Karls Bett eine kleine, sehr liebevolle Nottrauungszeremonie abgehalten. Auch der Krankenhausseelsorger war mitgekommen und dazu ein kleiner Kreis der engsten Angehörigen und Freunde. Statt eines Brautstraußes hatte Steffi eine rote Rose in der Hand gehalten, die die Dame vom Krankenhauskiosk aus einem Blumenstrauß gezupft hatte. Sogar ein Paar schlichte Ringe hatten die Freunde noch besorgt. Als die beiden die Ringe getauscht hatten, hatten alle geweint.

Wenige Stunden nach der bewegenden Trauung fiel Karl ins Koma. Am Sonntagnachmittag schloss er dann in den Armen seiner Frau für immer die Augen.

Ich weiß nicht, was aus Steffi geworden ist. Aber ich wünsche ihr von Herzen, dass sie noch einmal ein neues Glück an der Seite eines anderen Mannes gefunden hat.

Drama vor laufender Kamera

Was geht wohl in einem immerhin 48-jährigen Mann vor, der sich während des Internetchats mit seiner Ex einfach den Hals aufschlitzt? Ich weiß es nicht. Und will es eigentlich auch gar nicht so genau wissen. Was für ein Vollidiot. Allein die Vorstellung ist doch schon ein Albtraum. Die Frau kann einem nur leidtun. An einem Dezemberabend um 18.45 Uhr hatte ich sie am Notruftelefon.

»Die Feuerwehr. Der Rettungsdienst. Guten Abend!«

»Hilfe! Schnell! Einen Notarzt! Mein Freund verblutet! Er hat sich absichtlich mit dem Messer am Hals verletzt. Er will sterben!«

»Wo sind Sie, wie heißen Sie?«

»Silvia Middelhoff. Aber das ist jetzt egal. Er heißt Christian, wohnt in Würzburg und hat mir mit Suizid gedroht. Und dann hat er es wirklich getan … Ich hab's genau gesehen … Und jetzt geht er nicht mehr an sein Telefon … Das habe ich nicht gewollt …«

Sie bricht – nun offenbar am Rande des Nervenzusammenbruchs – verzweifelt schluchzend in Tränen aus. Mit Mühe entlocke ich ihr noch die Adresse ihres Freundes. Der Kollege neben mir verständigt nach einem Blick auf meine Eingabemaske unverzüglich die für Würzburg zuständige Leitstelle und gibt den Kollegen die Adresse des Verletzten durch. Sollte der Mann tatsächlich Ernst gemacht und die große Arterie am Hals verletzt haben, kommt der Notarzt jedoch mit größter Wahrscheinlichkeit zu spät.

»Frau Middelhoff, der Notarzt und die Feuerwehr sind schon unterwegs zu Ihrem Freund. Gleich haben wir Gewissheit. Ist er allein daheim?«

»Ja, er lebt allein.« Sie beruhigt sich ein wenig und findet ihre Stimme wieder. Und so erfahre ich, was da gerade geschehen ist. Silvia Middelhoff lebt in München und hat sich bereits vor Wochen von dem Würzburger getrennt. Eine Fernbeziehung ohne Chance. Die Kosmetikerin hat in München einen anderen Mann kennengelernt. Doch der

Ex akzeptierte die Trennung nicht, rief ständig an. Um ihr schlechtes Gewissen zu beruhigen, ließ sich die junge Frau wieder und wieder auf endlose Diskussionen per Skype und Webcam ein.
Auch heute Abend hat der Ex sie wieder belagert. Schließlich kam es zum Streit und der bereits angetrunkene Mann drohte mit Selbstmord. Vor der Kamera zog er plötzlich ein extrem scharfes Küchenmesser und fuhr damit mehrfach über seinen Hals. Aus mehreren tiefen Wunden blutend, hat er dann kalt lächelnd in die Kamera gegrinst und gesagt: »Du hast es nicht anders gewollt. Du bist schuld an allem, was jetzt passiert. Ich habe dich geliebt. Sieh genau hin … « Was für eine gemeine Psychonummer. Mich fröstelt. Der Typ hat eindeutig zu viele Horrorfilme gesehen.
»Und dann habe ich einfach die 112 gewählt. Eine andere Nummer ist mir nicht eingefallen«, sagt sie.
»Das war völlig richtig, Frau Middelhoff. Mehr konnten Sie nicht tun.«
Genau 16 Minuten nach dem Anruf der Kosmetikerin kommt bereits der Rückruf der Würzburger Kollegen. Nach der Wohnungsöffnung ist der Selbstmordkandidat zwar stark blutend, aber nicht in Lebensgefahr aufgefunden und dann sofort versorgt worden. Bei den Verletzungen handelte es sich um mehrere tiefe Hautschnitte, aber die Arterie war unverletzt geblieben.
Vor lauter Erleichterung bricht Silvia Middelhoff gleich wieder in Tränen aus. Ihr Ex wurde derweil in ein Krankenhaus gebracht. Ob das wirklich das endgültige Ende dieser fatalen Beziehung war, habe ich nie erfahren. Ich hoffe es aber – für alle beide.

Inferno im Hochhaus

Wie fasst man das Unfassbare? Die Antwort lautet: Ich weiß es nicht. Nach den ersten Jahren als aktiver Feuerwehrmann und Rettungsassistent habe ich irgendwann gedacht, ich hätte so ziemlich alles gesehen, was man gemeinhin als verstörend bezeichnen muss. Und mich könnte nichts mehr schocken. Rückblickend muss ich allerdings sagen: Das hat nicht gestimmt. Es kann immer noch schlimmer kommen und die Realität übertrifft die Fiktion bei Weitem. Ich habe grauenhafte Unfälle mit Schwerstverletzten und Toten, dramatische Krankheitsverläufe und menschliche Tragödien gesehen. Mehrere Schulfreunde und Bekannte haben meine Kollegen und ich im Laufe der Jahre nach Verkehrsunfällen nur noch tot geborgen. Ich habe verzweifelt weinende und tief geschockte Menschen im Arm gehalten, Kinder sterben sehen und schlimm entstellte Tote im Brandschutt gefunden. Es ist das Drama unseres Berufsstandes, dass wir manchmal zu spät kommen. Dass wir eben nicht immer retten und helfen können – obwohl wir doch alle genau deshalb Feuerwehrleute geworden sind.

Wie man mit Misserfolgen und extrem belastenden Einsätzen umgeht, ist eine sehr persönliche Sache. Der eine will sofort darüber sprechen. Der andere macht schlimme Eindrücke lieber mit sich selbst aus. Und wieder andere rollen sich den Stein mit Powersport von der Seele. Jeder hat da seine eigene Strategie. Doch alle achten wir mittlerweile aufmerksamer als früher auf Kollegen, die bei der Verarbeitung schlimmer Eindrücke Hilfe brauchen. Nicht nur direkt Betroffene oder Angehörige von Unglücksopfern werden heute professionell vom Kriseninterventionsteam (KIT) betreut. Manchmal brauchen nämlich auch die Helfer Hilfe. Wir können jederzeit in unseren eigenen Reihen auf das sogenannte SkB-Team zurückgreifen, das für Stressbewältigung und kollegiale Betreuung steht.

Auf der langen Liste der belastenden Einsätze stechen immer einige hervor, die kein Feuerwehrmann und keine Feuerwehrfrau je vergessen werden. Zu dieser bedrückenden Kategorie zählt sicherlich ein Einsatz aus dem Frühjahr 2009, den die Zeitungen später völlig zu Recht als Inferno betitelten.

Im fünften Stock eines Münchner Hochhauses kam es an einem kalten Märzabend in einem Einzimmerapartment zu einer massiven Verpuffung. Das ganze Ausmaß dieses Dramas mit zwei Toten und einem unfassbaren kriminellen Hintergrund offenbarte sich aber erst am nächsten Tag.

In der Integrierten Leitstelle brach an diesem Abend von einer Sekunde auf die andere wieder Extremstress aus. Um genau 22.37 Uhr war unser Bildschirm der Telefonanlage plötzlich voller roter Telefonsymbole. 80 Notrufe in nur 75 Sekunden! Wir wissen schon, warum wir seit Jahren dafür kämpfen, dass die Mannschaftsstärke in der Integrierten Leitstelle unter gar keinen Umständen reduziert werden darf.

Es gelang uns, mit der normalen Leitstellenbesatzung an allen 14 Plätzen die Flut der Notrufe in kürzester Frist abzuarbeiten. Das Problem: Die ersten Anrufer konnten uns keine verlässliche Hausnummer nennen. Offenbar eine Folge des Schocks. Das erleben wir öfter. In ihrer grenzenlosen Angst fällt den Menschen manchmal selbst die eigene Hausnummer nicht mehr ein. In diesem Fall wussten wir zunächst nur die Straße, die allerdings sehr lang ist. Der weithin sichtbare Feuerschein wies uns allerdings bald den Weg.

Alle 80 Mitteilungen galten tatsächlich dieser Verpuffung, schlagartig brachen dann die Meldungen ab, wohl als die Anwohner die ersten Martinshörner von Weitem hörten. Dass alle Anrufe sich wirklich nur auf dieses eine Ereignis beziehen, weiß man aber immer erst hinterher. Denn der Letzte in der Anrufschlange könnte ja auch ein ganz anderes, vielleicht ebenfalls lebensbedrohliches Problem haben. Dementsprechend kurz fallen in diesen Fällen die Gespräche mit den Bürgern aus.

»Danke, wir wissen Bescheid.«

»Wir sind schon unterwegs.«

»Kollegen sind gleich da.«

Aufgrund der Schilderungen der Anrufer alarmierten wir auf das Stichwort »Brand Hochhaus«, was genau genommen nicht ganz richtig war, weil die Definition Hochhaus – es lebe die Vorschrift – laut Bayerischer Bauordnung eben erst ab dem neunten Stockwerk zutrifft. Dieses Haus hat nur acht Stockwerke. Zwei Löschzüge und die »kleine« Einheit Rettungsdienst (ein Notarzt und drei Rettungswagen) genügten in diesem Fall, weil in den drei Etagen oberhalb der Brandwohnung nicht mehr allzu viele Bewohner betroffen waren. Weitaus fatalere Folgen haben oft Brände im Erdgeschoss, weil da sehr schnell das ganze Treppenhaus vom Erdgeschoss bis zum Dach verraucht ist. Es hat schon einfache Zimmerbrände gegeben, nach denen hinterher ein mehrstöckiges Mietshaus über Wochen nicht mehr bewohnbar war – nur weil die Bewohner auf der Flucht fatalerweise die Wohnungstür hatten offen stehen lassen.

Die ersten Rückmeldungen klangen allesamt bedrohlich: »Wohnung im fünften Stock in Vollbrand.«

»Meterhohe Flammen, die über die Fassade auf die darüberliegenden Wohnungen überzuschlagen drohen.«

»Große Teile der Fassade wurden herausgerissen.«

Mehrere Nachbarn wurden unter Fluchthauben aus dem Haus geführt. Ein Mann, eine Frau und ein mutiger Polizist, der in der Nachbarschaft wohnte und sofort in das Hochhaus gelaufen war, hatten Rauchvergiftungen erlitten und wurden bereits medizinisch versorgt. Der Polizist war ganz allein in den fünften Stock gerannt. Die Explosion hatte die Tür der Brandwohnung herausgesprengt. Er rannte daran vorbei. Nebenan fand er eine völlig verstörte Nachbarin, die er mit sanfter Gewalt die Treppen hinunter aus dem Haus brachte. Dann rannte er zurück in den sechsten Stock, musste jedoch umkehren. Zu viel Rauch. Im vierten Stock fand er einen älteren Herrn mit Kniearthrose, der keine Treppen laufen konnte. Er schob ihn auf einen Balkon, auf dem er gefahrlos auf uns warten konnte.

Als unsere ersten Löschfahrzeuge eintrafen, waren etwa 25 Bewohner schon allein aus dem Haus geflohen und wurden für die Dauer der Löscharbeiten in unserem nachalarmierten Großraumrettungswagen betreut. Von der Polizei bekamen wir eine Liste der dort gemeldeten Bewohner für den späteren Abgleich der Verletzten und Betroffenen. Eine Frau fehlte. Wo war die junge Mieterin der brennenden Wohnung? Die Studentin (24) war bei Brandausbruch daheim gewesen. Nachbarn hatten sie unmittelbar vor der gewaltigen Explosion laut schreien hören ...

Durch den Rauch und die enorme Hitze bahnten sich die Kollegen über das Treppenhaus ihren Weg zur Brandwohnung – unterstützt von den Kollegen, die von außen auf der Drehleiter versuchten, die bis hoch über das Dach lodernden Flammen niederzuhalten, um ein Übergreifen des Feuers auf die Wohnungen darüber zu verhindern. Bei Temperaturen von etwa 1000 Grad Celsius – so wurde es später rekonstruiert – war das 35 Quadratmeter große Einzimmerapartment komplett ausgebrannt. Ein bisschen Geschirr in verkohlten Schränken – recht viel mehr war von der Einrichtung nicht mehr übrig. In der Wohnung war die Hitze so enorm, dass sogar schon der Putz von den Mauern und der Decke abgebrannt war. Noch während der Löscharbeiten machten die Kollegen eine grauenhafte Entdeckung. Nahe der Fensterfront lagen zwei bis zur Unkenntlichkeit verbrannte Leichen sehr eng beieinander. Als ob sie sich im Tode noch aneinandergeklammert hätten. Doch die Kollegen sahen noch etwas anderes, das sie sich zunächst überhaupt nicht erklären konnten. Die Leichen waren irgendwie miteinander verbunden. Es waren Kettenglieder zu erkennen. Und: Es roch auffallend nach einem Brandbeschleuniger wie Benzin. Ein Unfall vielleicht? Oder schlimmer noch: Doppelselbstmord? Es war in jeder Hinsicht beängstigend. Irgendetwas in diesem Fall ging jedenfalls weit über die tragischen Umstände hinaus, unter denen Menschen für gewöhnlich bei Bränden ums Leben kommen.

Die Nachlösch- und Aufräumarbeiten dauerten bis drei Uhr früh. Einige der insgesamt 54 Wohnungen in dem achtstöckigen Gebäude waren nicht mehr bewohnbar. Die Explosion hatte die Fassade über zwei Stockwerke herausgesprengt. Große Trümmerteile wie Heizkörper und Mauerstücke waren bis zu 30 Meter weit auf den schnee-

bedeckten Rasen geschleudert worden. Im Baum daneben baumelten zwei PC-Lautsprecher. Was war da passiert? Alle Feuerwehrleute waren froh, diesen Ort bald der Spurensicherung und den Brandermittlern der Polizei überlassen zu können.
An diesem Punkt ist unsere Arbeit in den meisten Fällen beendet und wir wenden uns anderen Themen zu. In diesem Fall jedoch war alles anders. Die Medien berichteten nämlich tagelang. Und bald zeichnete sich ein Beziehungsdrama der schlimmsten Art ab. Zwei Tage nach der Brandnacht trat die Polizei mit den neuesten Erkenntnissen vor die Presse. Und so erfuhren wir, was in jener Nacht tatsächlich geschehen war.
Dort oben im fünften Stock hatte die Studentin Julia an jenem Märzabend mit ihrem Mörder gekämpft. Drei Jahre lang war die bildschöne, gebildete und ehrgeizige junge Frau mit ihrem Freund Aschkan (29) zusammen gewesen. Die angehende Juristin und der erfolgreiche Geschäftsführer schienen in jeder Hinsicht ein Traumpaar zu sein und einer glänzenden Zukunft entgegenzugehen. Ende Februar jedoch beendete Julia die Beziehung überraschend. Aschkan reagierte darauf tief gekränkt und steigerte sich in einen gefährlichen Eifersuchtswahn hinein.
Am Abend des 2. März stand Aschkan dann plötzlich wieder vor Julias Tür. Ob es überhaupt noch zu einer Aussprache kam, konnte nicht mehr geklärt werden. Kurz darauf hörten die Nachbarn Julias verzweifelte Schreie. Der kräftige Aschkan hatte das zierliche Mädchen blitzschnell mit einer Metallkette an sich gefesselt. So konnte sie nicht mehr fliehen. Dann übergoss er die Studentin und sich selbst mit zwei Litern Benzin. Zu diesem Zeitpunkt hätte wohl niemand mehr die beiden retten können. Man muss davon ausgehen, dass Aschkan dann mit Absicht eine Flamme entzündet hat.
Die schlagartig entzündeten Benzindämpfe entwickelten in dem relativ kleinen Raum einen fürchterlichen Überdruck, der zudem die Temperatur sprunghaft auf 1000 Grad und mehr hochtrieb.
Die Identifizierung der Leichen war später nur noch über eine DNA-Analyse möglich. Fehlende Rußpartikel in Julias Lunge waren ein si-

cherer Hinweis darauf, dass sie zum Zeitpunkt der Explosion nicht mehr geatmet hatte. Dass sie vorher bereits ermordet worden war, hielt die Polizei für eher unwahrscheinlich. Vielmehr war ihr Tod wohl die Folge der enormen Explosionsdruckwelle, die augenblicklich zum Aussetzen der Atmung geführt hatte.

Die Bilder dieses schönen Mädchens, das so gerne Sport trieb, sich für Kunst und Literatur interessierte, überall Freunde, ein so sonniges Wesen und eine lustige Schwäche für Gewürzgürkchen hatte, sind mir lange nicht aus dem Kopf gegangen. Auch die Kollegen, die damals die Leichen sahen, hatten noch lange mit diesen bedrückenden Eindrücken zu kämpfen. Wie konnte ein junger, intelligenter Mann mit glänzenden Zukunftsperspektiven zu einem solch grauenhaften Verbrechen fähig sein? Es war reiner Zufall, dass er damit nicht auch noch einige Nachbarn in den Tod mitgerissen hatte.

Wie sagte damals der Polizist bei der Pressekonferenz: »Wir müssen damit leben, dass vieles in diesem Fall Spekulation ist und wohl für immer bleiben wird.«

Lillis Rettung

Es ist wahrscheinlich die stressigste Situation, die jeden Disponenten an jeder Minute des Tages ereilen kann. Als ausgebildete Rettungssanitäter und Rettungsassistenten wissen wir alle natürlich ganz genau, wie wir in bestimmten Situationen handeln müssen. Dieses Wissen jedoch am Telefon einem Laien zu vermitteln, der gerade im völligen Ausnahmezustand ganz allein neben einem bereits blau anlaufenden Mann, einer nicht mehr atmenden Frau oder gar einem ertrunkenen Kind steht – das erfordert Nerven wie Stahlseile und erzeugt momentan einen wahnsinnigen Verantwortungsdruck. Alle Kollegen üben diesen Notfall regelmäßig. Zur Unterstützung des Disponenten haben wir im System zudem Abfrageschemata für die Telefonreanimation hinterlegt. Und zwar in mehreren Ausführungen, weil sich die Reanimationstechniken für Erwachsene, Kinder oder Säuglinge leicht voneinander unterscheiden.

Der Notruf kommt an einem Sonntagnachmittag aus dem benachbarten Landkreis – eine Laune der Telefontechnik, die uns zuweilen Streiche spielt und Anrufe aus dem näheren Umland in Münchner Funkzellen einloggt. Obwohl wir für diese Gebiete gar nicht mehr zuständig sind, bearbeiten wir diese Fälle selbstverständlich trotzdem – sofern es sich um echte Notrufe handelt. Es ist Menschen in Not wohl kaum zu vermitteln, dass sie soeben in der falschen Leitstelle herausgekommen sind. Das könnte unter Umständen sogar lebensgefährlich werden. Stellen Sie sich einmal vor, Sie werden gerade massiv bedroht, rufen die erstbeste Notrufnummer an, die Ihnen gerade einfällt, und dann sagt so ein Haubentaucher zu Ihnen: »Bedaure, Sie haben leider die falsche Nummer gewählt. Bitte wählen Sie folgende Rufnummer …« Völlig undenkbar! Solange wir die Verbindung halten, haben wir zumindest den Einsatzort und meist auch die Telefonnummer auf dem Schirm und würden in solchen Fällen parallel die zuständige Polizei, Feuerwehr oder den Rettungsdienst verständigen.

Genau so verhält es sich in diesem Fall, der aus einer kleinen Gemeinde 30 Kilometer vor der Stadt kommt. Ein Vater in völliger Panik, kurz vor dem Zusammenbruch. Er schreit ins Telefon: »Hilfe! Notarzt! Schnell! Meine Tochter lag im Gartenteich. Sie hat Wasser geschluckt, sie atmet nicht mehr. Sagen Sie mir, was ich machen soll.«

»Wie heißen Sie? Wo sind Sie?«

Uwe Graumer nennt seine Adresse, die ich sofort eingebe. Der Computer zeigt mir: eigentlich kein Fall für uns. Der Ort liegt außerhalb des Landkreises München im Zuständigkeitsbereich einer benachbarten Integrierten Leitstelle.

Die Integrierten Leitstellen in Bayern pflegen untereinander ein freundschaftliches und kollegiales Verhältnis. Man hilft sich, wo man kann, und mobilisiert selbst noch die eisernen Reserven, wenn es notwendig ist. So war es beim Pfingsthochwasser 1999, als große Teile Schwabens, Oberbayerns und des Allgäus in einer Jahrhundertflut versanken. Und auch bei der Schneekatastrophe im Februar 2006 im Bayerischen Wald waren die Berufsfeuerwehr und die Freiwillige Feuerwehr München mit jeder Menge Manpower, Technik und Fahrzeugen zur Stelle, um bis zur völligen Erschöpfung einsturzgefährdete Dächer von den tonnenschweren Schneelasten zu befreien. Uns Münchnern kommt in diesem Kooperationsgefüge eine besondere Rolle zu, weil die Feuerwehr einer Millionenstadt naturgemäß besser ausgestattet und breiter aufgestellt ist als die Feuerwehr einer Kreisstadt. Bis zu einem bestimmten Punkt lässt unser Oberbranddirektor uns da weitgehend freie Hand und keiner von uns hat je ein »Nein!« von ihm gehört. Wir dürfen nur unseren Zuständigkeitsbereich nicht vernachlässigen. Und er will natürlich stets auf dem Laufenden gehalten werden. Denn letztlich trägt er für alles die Verantwortung.

Auch im Rettungsdienst helfen sich die benachbarten Integrierten Leitstellen nach Möglichkeit immer aus. Genau das ist jetzt der Fall. Denn der Kollege in der Nachbarleitstelle hat in dem Bereich der Familie Graumer kein einziges Fahrzeug mehr frei. Zudem gibt es dort keinen Rettungshubschrauber, geschweige denn einen Kindernotarzt. Aber Säuglinge und Kinder sind keine kleinen Erwachsenen, bei denen der

Arzt nur die Dosis reduzieren muss. Kinder haben eine eigene Anatomie und Physiologie, die ein spezifisches Fachwissen erfordern. So übergibt der Kollege den Einsatz nun komplett an uns. Mein Kollege neben mir hat sich schon eingeschaltet und veranlasst die Alarmierung des Rettungswagens, Kindernotarztes und Notarztes. Da der Einsatzort so weit außerhalb der Stadt liegt, entscheiden wir uns für den Notarzt aus der Luft. Das melden wir auch immer der Polizei, die in solchen Fällen zur Absicherung des Landeplatzes und, falls notwendig, auch für den raschen Transport der medizinischen Crew zu Hilfe kommt.

Ab jetzt volle Konzentration auf Vater Uwe Graumer und sein Kind. Hier zählt jetzt jede Sekunde.

»Der Notarzt ist bereits zu Ihnen unterwegs. Ich sage Ihnen jetzt, was Sie tun müssen. Bleiben Sie am Telefon, bis ich Ihnen alles erklärt habe.«

»Das kann ich nicht. Ich habe doch so was noch nie gemacht.«

»Ich bleibe die ganze Zeit bei Ihnen. Kann Ihnen sonst noch jemand helfen? Ist Ihre Frau da? Oder vielleicht ein Nachbar?«

»Nein. Niemand. Wir wohnen hier allein. Meine Frau ist bei ihrer Mutter. Ich war in der Küche, und als ich wieder ins Wohnzimmer kam, war Lilli weg. Ich habe sie überall gesucht …«

»Später. Wie alt ist Lilli?«

»Drei!«

»Alles klar. Legen Sie sie auf den Rücken auf eine möglichst harte Unterlage.«

»Sie liegt auf dem Steinboden.«

»Gut. Hat Ihr Telefon eine Freisprecheinrichtung?«

»Ja. Ich mach sie an. Können Sie mich hören? Mein Gott, ihre Lippen sind blau, sie ist so blass …«

»Knien Sie sich neben sie, machen Sie den Oberkörper frei. Eine Hand auf die Stirn, die andere unter das Kinn und dann den Kopf vorsichtig, ich wiederhole: vorsichtig, nach hinten kippen.«

»Mach ich. Mein Gott, sie atmet nicht. Atme, Schätzchen. Bitte, bitte! Ich habe Angst, dass …« Seine Stimme kippt. Er darf jetzt nur nicht durchdrehen.

»Herr Graumer, wir machen jetzt eine Herzdruckmassage. Ich bin die ganze Zeit bei Ihnen ...«
Und jetzt das volle Programm. Mund und Nase des Kindes von Fremdkörpern reinigen. Dann die Lippen um den Mund des Kindes legen und vorsichtig die Luft hineinblasen, bis sich der kleine Brustkorb hebt. Fünf Mal das Ganze. Doch die Atmung setzt nicht ein.
Also weiter. Mäßiger Druck mit dem Handballen auf die Brustkorbmitte, senkrecht nach unten, mindestens ein Drittel des Brustkorbdurchmessers. Herr Graumer atmet schwer.
»Ich habe Angst, dass ich ihr die Rippen breche. Atme, Lilli, bitte atme, verdammt noch mal ... Herr im Himmel, hilf mir ... Ich hoffe, ich mache das richtig ...«
»Es ist das Beste, was Sie jetzt für Ihr Kind tun können, Herr Graumer. Und zählen. Eins, zwei, drei, vier, fünf. Zählen Sie laut weiter. Ich bleibe bei Ihnen, bis der Notarzt da ist.«
Und er drückt. Und weint. Und zählt. Und betet. So vergehen sechs Minuten. Eine Ewigkeit für uns beide. Und auf einmal schreit er laut auf: »Sie hustet! Sie hustet! Gott sei Dank! Spuck's aus, spuck alles aus, meine Kleine ...«
Ich bin genauso glücklich und bestimmt nicht minder schweißgebadet als Vater Graumer. Kurz darauf landet der Münchner Kindernotarzt mit dem Rettungshubschrauber am Haus der Familie. Die Polizei übernimmt die Einweisung. Im Rettungswagen wird Lilli wenig später in der Begleitung des Kindernotarztes in die Klinik gebracht. Ihr Zustand ist stabil genug, sodass sie nicht mehr geflogen werden muss.
Unter weniger günstigen Umständen hätte man mit irreparablen Folgeschäden bei dem Kind rechnen müssen. In diesem Fall jedoch hatte die Rettungskette optimal funktioniert. Und so geschah ein kleines Wunder. Noch am gleichen Abend erwachte Lilli aus der Narkose, in die sie gelegt worden war, um sie noch eine Weile sicher beatmen zu können und dem kleinen Körper Gelegenheit zu geben, sich ein wenig zu erholen. Überglücklich schlossen die Eltern ihr kleines Mädchen in die Arme. Wenige Tage später wurde die Kleine nach Hause entlassen – völlig gesund und ohne die geringsten Folgeschäden.

Am nächsten Tag zog der Vater eigenhändig einen Zaun um den Teich. Eine sehr gute Entscheidung. Bitte, liebe Eltern, zieht Gitter um die Teiche, wenn ihr kleine Kinder habt.

Ich bin lange selbst als Rettungsassistent auf dem Kindernotarztfahrzeug gefahren, habe unsere kleinen Patienten oft zum Lachen gebracht, ihre Händchen gehalten, wenn sie weinten, und an der Seite der Arztes um manches Kinderleben gekämpft. Am schlimmsten Wachtag meines Lebens – es war ein Samstag im Hochsommer – haben wir drei kleine Kinder innerhalb weniger Stunden reanimiert. Zwei im Schwimmbad und eines an einem See. Alle waren ihren Eltern in einem unbewachten Moment beim Baden entwischt, ins Wasser gegangen und ertrunken. An einem Tag mit absoluten Hochbetrieb, inmitten Tausender Menschen. Das begreife ich bis heute nicht. Wir konnten nur eines der drei Kinder ins Leben zurückholen. Die anderen beiden waren zu spät gefunden worden. Am Ende dieses schrecklichen Tages war ich am Ende, fühlte mich leer, wie betäubt. Körperlich und nervlich.

Seit jenem fürchterlichen Tag habe ich jedes Mal Angst, wenn meine beiden mittlerweile elf und 13 Jahre alten Kinder zum Schwimmen gehen. Selbst heute noch, nach all den Jahren.

Lebendig begraben

Allein schon der Gedanke an solch eine Situation bereitet mir Herzrasen. Und man muss wohl von außerordentlich guter körperlicher und psychischer Konstitution sein, um aus solch einer scheinbar ausweglosen Lage halbwegs unbeschadet wieder herauszukommen. Was passiert ist? Stellen Sie sich einmal vor, Sie stehen in einem engen, dunklen Schacht in einem Keller unter der Altstadt. Der Schacht ist so eng, dass Sie weder sitzen noch liegen und kaum die Arme bewegen können. Sie wissen, dass Sie von vielen Menschen umgeben sind. Aber die werden Sie nicht finden. Auch Ihre Freunde und Ihre Familie werden bald merken, dass Sie im wahrsten Sinne des Wortes wie vom Erdboden verschluckt sind. Doch das nützt Ihnen nichts. Weil niemand ahnen kann, in welch auswegloser Situation Sie sich befinden. Sie schreien sich die Seele aus dem Leib. Doch die alten Mauern ringsherum sind eineinhalb Meter dick. Ihr Handy ist leer. So stehen Sie viele Stunden hilflos da. Und schließen allmählich mit dem Leben ab. Und das Einzige, was Sie sehen können, ist ein winziger Ausschnitt Münchner Himmel – aber die Freiheit liegt unerreichbare 28 Meter hoch über ihrem Kopf.

Eine Geschichte wie aus den bösesten Albträumen des amerikanischen Schriftstellers Edgar Allan Poe, eines Meisters des subtilen Horrors. Und dennoch ist sie einem jungen Mann tatsächlich genau so passiert. Und zwar im Herzen der Millionenstadt München, zur schönsten Oktoberfestzeit im Herbst.

Einer der wahrscheinlich ungewöhnlichsten Einsätze in der Geschichte der Münchner Berufsfeuerwehr beginnt für uns an einem Donnerstagmittag mit dem Anruf eines Haustechnikers eines Altstadthotels. Ein Gast hat ihn gerufen – und zwar ins Bad seines Zimmers. Dort nämlich hat der Mann leise Hilferufe gehört, die aus der Wand zu kommen scheinen. Das kann sich der Gast überhaupt nicht erklären, denn neben seinem Bad ist gar kein Zimmer mehr.

Der Haustechniker steht also mit dem Gast im Bad und horcht gespannt an der Wand. Er klopft mit dem Werkzeug einen kurzen Takt an die Wand. Und bekommt Antwort: Tack, Tack, Tack. Er wiederholt sein Klopfzeichen. Und bekommt wieder Antwort! Weit, weit weg hört er ganz schwach Hilferufe. Es ist eindeutig. Da ist jemand eingesperrt. Der Haustechniker weiß, dass es in dem alten Haus stillgelegte Kamine gibt. Vom eigenen Keller und auch vom Keller des Nachbarhauses findet er aber keine Zugänge. Da steigt der Techniker schließlich aufs Dach und inspiziert die Sache nun von oben. An der Grenze zum Nachbarhaus macht er eine schier unglaubliche Entdeckung. Tief unter ihm ruft ein Mensch aus dem lediglich 60 mal 40 Zentimeter schmalen Kamin um Hilfe.

»Hallo! Hier! Hier unten!«

»Was machen Sie denn da?«

»Ich bin abgestürzt! Holen Sie mich raus!«

»Sind Sie verletzt?«

»Nein. Ich habe Durst!«

»Ich hole Hilfe. Ich bin sofort wieder da!«

Als Erste-Hilfe-Maßnahme lässt der Techniker zunächst eine Flasche Mineralwasser an einem langen Kabel zu dem Verunglückten hinab. Die Kabellänge misst er anschließend aus. So kann dieser außergewöhnlich überlegte Ersthelfer bereits beim Eintreffen der ersten Rettungskräfte sagen, dass unser Mann in einer Tiefe von genau 28 Metern festsitzt.

Mit Bohrhämmern versuchen die Kollegen von der nahen Hauptfeuerwache zunächst, ein Loch in die Wand zu stemmen. Chancenlos. Alles massive, dicke Mauern. Erstklassige Maurerarbeit. Sie finden keinen einzigen Hohlraum, durch den sie zum eigentlichen Kamin hätten durchstoßen können. Somit bleibt nach Rücksprache mit uns in der Leitstelle nur noch eine Lösung. Die Rettung von oben – mithilfe eines Hubschraubers und der Höhenretter der Berufsfeuerwehr, die speziell für alle möglichen Rettungs- und Hilfseinsätze in luftiger Höhe trainiert sind. Die Kollegen können sich schon mal mit dem Gedanken vertraut machen, sich kopfüber, mit den Füßen am Seil hängend,

zu dem Mann im Kamin herablassen zu müssen. Darum habe ich die Kollegen nicht gerade beneidet. Das ist selbst für den nervenstärksten Höhenretter vermutlich eine echte Herausforderung.
Dass es so weit dann doch nicht kommt, ist dem glücklichen Umstand zu verdanken, dass unser Mann im Kamin noch genug Spielraum hat, um sich die herabgelassene Rettungsweste allein anzuziehen.
Am Seil ziehen die Kollegen den Abgestürzten dann vorsichtig Meter für Meter aufs Dach. Zum Vorschein kommt schließlich der völlig erschöpfte und unendlich erleichterte 29-jährige Angestellte Michael K., der bis auf zahlreiche tiefe und stark verschmutzte Schürfwunden zumindest körperlich erstaunlich wohlauf ist. Allerdings hat er in seinem engen Verlies jedes Zeitgefühl verloren und ist sich sicher, mindestens 48 Stunden dort unten eingesperrt gewesen zu sein. Tatsächlich waren es zwölf – mit Sicherheit die schlimmsten und längsten Stunden seines jungen Lebens.
In Begleitung des Notarztes wird der Mann nun auf der Trage in den Rettungshubschrauber verfrachtet und sofort ins Krankenhaus geflogen. Michael K. hat unglaubliches Glück gehabt. Bis auf die zahlreichen tiefen Schürfwunden und eine starke Dehydrierung fehlt ihm nichts und er kann daher nach kurzer Beobachtungszeit auf der Intensivstation schon wieder auf die Normalstation verlegt werden. Noch am selben Abend darf ihn ein guter Freund besuchen. Mit vertrauten Freunden oder Angehörigen zu sprechen ist sehr wichtig für Menschen, die Todesängste ausgestanden haben.
Einige Tage später erfahren wir, was Michael K. in der Nacht seines Absturzes widerfahren ist. Er hat an jenem Mittwoch auf dem Oktoberfest mit Freunden kräftig gefeiert, seine Begleiter dann aber aus den Augen verloren. Den letzten Zug nach Hause – er wohnt außerhalb der Stadt – hat er verpasst. Außerdem ist er hundemüde. Er beschließt daher, bei einem Freund in der Altstadt zu übernachten. Er klingelt, doch der Freund ist noch nicht daheim. Da überlegt Michael, von außen über das Dach in die Wohnung zu gelangen. Eine Schnapsidee, die er bitter bereuen soll. Dabei kennt er sich auf dem Dach

recht gut aus. Er hat da oben schon mal ein Video für eine Band aufgenommen. Im Dunklen gerät die Aktion allerdings zu einer lebensgefährlichen Kletterei.

Und dann passiert es: Michael K. verwechselt den schmalen Kamin mit der vermeintlichen Zwischenmauer zur Wohnung – und springt in den Schlot!

Nach etwa drei Meter freiem Fall schafft er es, sich mit Armen und Beinen so einzuspreizen, dass er den Absturz zumindest etwas abbremsen kann. Die Wände des alten Kamins sind rau und brüchig und reißen ihm ganze Hautfetzen ab. Der Sturz nimmt überhaupt kein Ende mehr. Sechs Stockwerke tief geht es bergab, bis Michael K. hart auf den Boden prallt. Erleichtert steht der 29-Jährige auf, sucht eine Öffnung, irgendeine Klappe ins Freie – und findet keine. Er greift nach seinem Handy, weiß aber schon, dass das nichts nützen wird, denn der Akku hat schon im Festzelt schlappgemacht. Die aufsteigende Panik unterdrückt er sofort: »Ich wusste, dass ich ruhig bleiben muss. Sonst hätte ich keine Chance gehabt«, sagt er später in einem Interview mit der Münchner Boulevardzeitung *tz*. Er klopft die Wände ab, sucht Hohlräume, kratzt mit den bloßen Fingern und dem Handy die Fugen auf. Er schafft es, ein kleines Loch zu bohren, bis die Hand durchpasst. Er wirft sogar noch die Außenschale des Handys hindurch und hofft, damit jemanden auf seine Notlage aufmerksam zu machen. Aber es kommt niemand.

Dann versucht er zu klettern. Mit Armen und Beinen stemmt sich Michael vier Meter hoch. Die Lederhose greift gut. Dann jedoch verengt sich der Kamin. Er bleibt ständig hängen, lässt sich wieder auf den Boden gleiten, zieht die Lederhose aus. Doch ohne Hose geht es auch nicht. Der Druck auf die Knie ist viel zu hoch. Zum ersten Mal ahnt er, dass er da allein nicht mehr herauskommen wird. Auf dem Boden liegt ein Stein, mit dem klopft er an die Wände, dann brüllt er so laut wie möglich: »Auf dem Dach! Im Schacht!« Mittlerweile quält ihn der Durst. Am Ende trinkt er seinen eigenen Urin. Nach qualvollen Stunden und immer neuen, sinnlosen Befreiungsversuchen setzt sich bei Michael K. allmählich die Erkenntnis durch, dass es wohl aus ist, dass er hier unten wahrscheinlich qualvoll verdursten wird. Er sucht sich einen spitzen Stein und macht sich mit dem Gedanken vertraut, sein Leben zu beenden und sich die Pulsadern aufzuschneiden, wenn die Qualen allzu groß werden sollten.

Dann jedoch wird das Viereck über seinem Kopf wieder hell. Der Tag bricht an. Michael schreit und klopft wieder. Mittags hat er erstmals das Gefühl, gehört zu werden. Jemand scheint auf seine Klopfversuche zurückzuklopfen. Das war der Hotelgast, der zunächst seinen Ohren nicht ganz traute und mit einer Flasche das Rohr bearbeitete, bevor er sich dann auf die Suche nach dem Hausmeister machte. Auf die Freude folgt jedoch der Frust. Warum kommt denn keiner? Jede Minute eine kleine Ewigkeit. Er mobilisiert seine letzten Kräfte, schreit sich heiser, klettert wieder und fällt herunter. Er spürt, dass ihn die Kräfte zunehmend verlassen. Und dann hört er plötzlich wieder diese Klopfzeichen. Kurz vor 14 Uhr erscheint schließlich der Kopf des Hausmeisters über dem Schacht. Und Michael weiß, dass er gerettet ist.

Erst da gestattet er sich zu weinen. Vor lauter Glück, dass ihm das Leben neu geschenkt wurde.

Dramatisches Rendezvous

Hoch über der Stadt den Blick über die nächtliche Stadt zu genießen – das scheint eine magische Anziehungskraft auf Verliebte auszuüben. Wir Feuerwehrleute kennen allerdings die Gefahren solcher nächtlicher Romantiktrips. Wohl keiner endete jedoch so dramatisch wie dieses Rendezvous hoch über den Dächern Schwabings, das uns an einem Sommerabend Arbeit ohne Ende bescherte und weit über das übliche Maß eines normalen Rettungseinsatzes hinausging.

Auf der Leopoldstraße flanieren an jenem warmen Freitagabend die Münchner und Touristen zu Tausenden über die berühmte Schwabinger Feiermeile mit ihren zahllosen Cafés und In-Lokalen. Zwei verknallte Studenten wollen sich die Sache jedoch lieber von oben ansehen. Julia (23) und Sven (25) klettern also in schönster Proseccolaune über ein Baugerüst bis in den sechsten Stock eines sanierungsbedürftigen Bürohauses aus den 60er-Jahren. Auf der Suche nach einem halbwegs sauberen Sitzplatz finden die beiden eine flach gewölbte Lichtkuppel. Ein verräterisches Knacken hätte die beiden warnen können. Doch Julia und Sven haben nur Augen füreinander. Und dann tut sich plötzlich ein Abgrund unter ihnen auf, aber da gibt es schon kein Halten mehr …

Ich verstehe den Anrufer kaum, der in jener Nacht kurz vor Mitternacht am Notruftelefon ist. Er spricht leise und scheint massive Atemprobleme zu haben.

»Hallo? Feuerwehr? Wir brauchen Hilfe bitte.«

»Wer spricht denn da?«

»Röhriger, Sven. Bitte, wir liegen hier auf dem Boden. Meine Freundin sagt nichts mehr. Julia, sag was, bitte … Julia …«

Pause.

»Ich glaube, sie ist ohnmächtig. Ich weiß nicht genau, was los ist. Wir waren auf dem Dach. Und jetzt liegen wir in irgendeinem Raum. Ich sehe Fenster. Ich kann nicht aufstehen. Bitte holt uns. Wir sind verletzt … ich blute … Julia blutet …«

Die Handyortung schlägt ärgerlicherweise fehl, obwohl die Verbindung gut ist. Mit großer Mühe kann ich Sven Röhriger noch einige Bruchstücke entlocken. Was genau passiert ist, weiß er nicht mehr. Er erinnert sich aber an die Leopoldstraße. Ein Eckhaus. Ein Gerüst. Das Dach. Seine Freundin Julia. Ein schwarzes Loch. Ein harter Schlag. Offenbar ein Sturz. Er spricht immer abgehackter, die Pausen zwischen seinen kurzen Sätzen werden länger. Auf meine Fragen antwortet er plötzlich gar nicht mehr. Dann fällt das Handy scheppernd auf harten Boden. Die Verbindung bleibt bestehen, aber ich höre nichts mehr. Sven Röhriger scheint das Bewusstsein verloren zu haben …

Ab jetzt suchen wir zwei wahrscheinlich in Lebensgefahr schwebende Menschen, die auf irgendeine Weise in einem eingerüsteten Eckhaus von einem oder durch ein Dach gefallen sind. Und zwar auf einer der längsten Straßen Münchens – 3,6 Kilometer lang mit 25 Seitenstraßen. Oh Mann!

Kaum zu glauben, wie viele Häuser zufällig gerade eingerüstet sind. In jener Nacht werden sich die Nachtschwärmer wahrscheinlich ziemlich gewundert haben über die sieben Fahrzeuge inklusive Drehleiter und allerhand hektische Feuerwehrleute und Höhenretter, die wie die Äffchen in Windeseile hohe Gerüste stürmen, um kurz danach unverrichteter Dinge zur nächsten Baustelle zu rasen. Nach wenigen Minuten jedoch melden die Kollegen: »Zwei Verletzte gefunden! Beide nicht ansprechbar!«

Die Kollegen haben auf dem Dach die zerbrochene Lichtkuppel entdeckt und mit ihren starken Lampen durch das Loch in den Raum darunter geleuchtet. Julia und Sven liegen in einer Tiefe von etwa vier Metern auf dem nackten Boden inmitten von Scherben, Werkzeug und allerhand Baugerätschaften. Da beide überhaupt nicht mehr reagieren, schicken wir noch einen zweiten Notarzt hinterher.

Zu dem Zeitpunkt ahnen wir noch nicht, welch üble Überraschung dieses Haus noch für uns bereithält. Erst im Gebäude erkennen die Kollegen nämlich anhand der Beschilderung und der verdächtig abge-

dichteten Räume, dass es sich hier um eine Asbestbaustelle handelt! Diese unsichtbaren, nadelspitzen Mineralienfasern setzen sich in den Atemwegen und der Lunge fest und sind bekanntlich krebserregend. Das Material wurde früher nicht nur als Baustoff, sondern auch für Hitzeschutzkleidung verwendet. Das ist heute absolut unvorstellbar. Ohne Atemschutz und die orangefarbenen Einmalschutzanzüge, die über die Uniform gezogen und hinterher sofort als Sondermüll entsorgt werden müssen, darf kein Feuerwehrmann eine Asbestbaustelle betreten – auch nicht in einem absoluten Notfall wie diesem. Also alle Mann zurück. Umziehen ist angesagt.
Der Zeitverlust ist dennoch minimal, weil wir diese Schutzanzüge in allen Hilfeleistungslöschfahrzeugen mitführen. Binnen kürzester Frist werden die beiden schwerstverletzten Studenten nach draußen gebracht, sofort ärztlich versorgt und in die Schockräume verschiedener Kliniken eingeliefert.
In den Tagen danach haben wir uns in den Kliniken noch einmal erkundigt, wie es unserem verunglückten Liebespärchen ergangen ist. Julia ist noch in der Nacht notoperiert worden. Sie hat neben mehreren Knochenbrüchen auch innere Verletzungen erlitten. Sven hat sich die Schulter gebrochen und sich zusätzlich ein Schädel-Hirn-Trauma und eine massive Lungenprellung zugezogen. Sie haben es aber beide überlebt. Doch es war gefährlich knapp.
Eine Rekonstruktion des fatalen Unfalls ergab, dass die beiden rückwärts durch die brechende Lichtkuppel über vier Meter tief auf den Steinfußboden gestürzt waren. Sven fiel dabei in Teilen auf Julia und begrub sie unter sich. Es war ein Riesenglück, dass sein Handy diesen Sturz unversehrt überstanden hatte und er nicht gleich das Bewusstsein verlor. Andernfalls hätten die beiden vermutlich nur eine sehr geringe Überlebenschance gehabt.
In der Klinik konnte sich Sven später übrigens an nichts mehr erinnern – weder an den Absturz noch an das Gespräch mit mir. Totaler Blackout. Gar nicht so selten nach traumatischen Erlebnissen oder so schweren Unfällen.

Die Bombe

In den Tagen davor war noch mit Presslufthämmern und Baggern auf diesem Baugrundstück im Herzen des alten Schwabings gearbeitet worden. Allein der Gedanke daran verursacht mir heute noch Herzrasen. Dort – umgeben von aufwendig sanierten Altbauten, zahllosen kleinen Geschäften und einer sehr lebendigen Kneipen- und Kleinkunstkultur – ruhte im Erdboden hinter der berühmten Münchner Freiheit ein rostiges Geheimnis, das im August des Jahres 2012 tagelang die ganze Stadt bewegte und bundesweit für Schlagzeilen sorgte. Für die Berufsfeuerwehr, die Freiwilligen Feuerwehren von Stadt und Landkreis München, die Werkfeuerwehren, das Technische Hilfswerk (THW), sämtliche Hilfsorganisationen, die privaten Rettungsdienste, die Polizei und gerade auch für die Anwohner begannen an jenem Montagmittag 35 bange Stunden, die wir alle nie mehr vergessen werden.

Rostige Kriegssouvenirs der Amerikaner wurden in München schon öfter gefunden – auch mitten in der Stadt. Die Entschärfung ist fast schon so etwas wie Routine geworden. Absperren, privaten Kampfmittelräumdienst rufen, die direkten Anlieger aus den Häusern holen, Umleitung und kurze Verkehrssperrung für die Dauer der Entfernung des Aufschlagzünders einrichten, auf Entwarnung warten – fertig. Meist ist das innerhalb weniger Stunden erledigt. Für alle Fälle stellen wir dafür immer Feuerwehr- und Sanitätskräfte sowie die Einsatzleitung vor Ort bereit. Passiert war bislang nie etwas.

Am 27. August, einem Montag, kratzte mittags die Baggerschaufel in der Feilitzschstraße hinter der Münchner Freiheit plötzlich auf Metall. Um 12.12 Uhr ging der Notruf bei uns ein. Eine rostige amerikanische Fliegerbombe, 250 Kilogramm schwer. Mit dem Zündkopf voran steckte sie fast senkrecht in der Erde. Die Arbeiter hatten sofort Reißaus genommen und Alarm geschlagen.

So viele umliegende Häuser, Geschäfte und Lokale räumt man natürlich nicht mal eben so im Handumdrehen. Zumal wir auch keine Angst schüren oder gar Panikreaktionen auslösen wollten. Zu großer Eile bestand zunächst aus unserer Sicht auch gar kein Grund. Aufgrund der prominenten Lage mitten in einem der meistfrequentierten Wohn- und Geschäftsviertel der Stadt wurde um 21.34 Uhr offiziell ein sogenanntes Koordinierungsbedürftiges Ereignis ausgelöst. Im Prinzip nur eine Formalie, um alle eingesetzten Kräfte (außer der Polizei) dem sogenannten Örtlichen Einsatzleiter – in der Fachsprache kurz ÖEL genannt – zu unterstellen. Dabei handelt es sich um einen Beamten des höheren feuerwehrtechnischen Dienstes, der im täglichen Dienstplan festgelegt ist und mit den Verantwortlichen der Stadt, der Sicherheitsfirmen und Spezialfirmen über das weitere Vorgehen berät.
Nach Rücksprache mit den beiden Sprengmeistern wurde der Zeitpunkt für die Entschärfung auf 21 Uhr festgesetzt. Bis dahin mussten 800 Bewohner, Wirte und Geschäftsleute die umliegenden Häuser verlassen. Ein undankbarer Job für Feuerwehrleute und Polizisten, die stundenlange Überzeugungsarbeit leisten müssen und nicht selten dafür auch noch schwach angeredet werden. Das jedoch ist alles Routine. Das haben wir schon oft erlebt. Ich lag zu diesem Zeitpunkt halb schlafend zu Hause auf dem Sofa und schaute mit meiner Tochter eine pädagogisch wertlose US-Komödie namens *Brautalarm*, nicht ahnend, was sich da in Schwabing gerade zusammenbraute.
Alle warteten also auf die übliche Erfolgsmeldung »Erledigt. Bombe entschärft«. Stattdessen passierte um 21.15 Uhr etwas höchst Ungewöhnliches. Der Sprengmeister rannte nämlich wie ein geölter Blitz zu unserem Kommandofahrzeug und sagte zunächst nur ein einziges Wort: »Scheiße!« Wenn Sprengmeister rennen und fluchen, ist meist etwas faul. Oberfaul sozusagen. Was er zu berichten hatte, sorgte auf der Stelle für Alarmstimmung. Das hier war nämlich keine Bombe mit dem bekannten Aufschlagzünder, sondern es handelte sich um einen chemisch-mechanischen Langzeitzünder mit Ausbausperre (umgangssprachlich auch Säurezünder genannt) – dieselbe infame Konstruktion, die im Jahr 2010 bereits drei erfahrene Kampfmittelräumer in

Göttingen das Leben gekostet hatte. Dieser Zünder steckt im Bombenheck. Beim Abwurf treibt der Fahrtwind eine Luftschraube an, die mit einer Spindel verbunden ist. Diese Spindel bohrt ein Loch in das Zündergehäuse, wo dann die Glasampulle mit dem Lösemittel Aceton zerbricht. Das Aceton zersetzt eine oder mehrere Kunststoffscheiben aus Zelluloid. Hat sich der Kunststoff aufgelöst, ist der Zündbolzen damit entsichert. Er schlägt auf den sogenannten Detonator. Und dann knallt es. Der Mechanismus ist so konstruiert, dass die Detonation irgendwann in einem Zeitraum von einer bis 144 Stunden erfolgen sollte. Die Zünderbox ist zudem mit unsichtbaren Stiften gesichert, die im Falle eines Ausbauversuchs eine sofortige Explosion auslösen können. Wenn die Erbauer dabei nicht gepfuscht haben – was auch schon vorgekommen ist –, dann ist solch ein Bombentypus nicht zu entschärfen. Eine wirklich bösartige Konstruktion, die im Krieg unzählige Menschen getötet hat.

Nie zuvor war in Deutschland eine solche Bombe mitten in einem belebten Stadtzentrum gefunden worden. Entsprechend fehlten die Erfahrungen: »Die entschärfe ich nicht, ich bin doch nicht lebensmüde. Wer rechnet denn mit so was?«, sagte der sichtlich erschrockene Sprengmeister noch am selben Abend in Interviews.

Das Problem: Die Bombe war nun bewegt und auch angehoben worden. Möglicherweise war damit die verhängnisvolle Säurereaktion bereits in Gang gesetzt worden. Niemand konnte zu diesem Zeitpunkt mehr einschätzen, ob und wann die Bombe nun explodieren würde. In einer Stunde, zehn Stunden, einem Tag – es war grauenhaft. 40 Jahre lang hatte das tückische Miststück unerkannt im Erdreich unter einer erst kürzlich abgerissenen Kultkneipe gelegen und in all den Jahren rein gar nichts von seiner Gefährlichkeit eingebüßt. Ein einfacher Druck von etwa 100 Gramm oder ein leichter Hammerschlag hätten genügt, um sie augenblicklich auszulösen.

Ab diesem Zeitpunkt war Schwabing im Ausnahmezustand. Mein Filmabend hatte sich damit auch erledigt. Ich fuhr geradewegs in die Leitstelle. Nicht ahnend, dass ich die folgenden Nächte mein Bett kaum noch sehen würde.

Noch in der Nacht wurde der Sperrring um die Bombe erweitert. Weitere 2000 Bewohner mussten sofort die Häuser verlassen. Die Rettungsdienste schwärmten also erneut aus, um alten, kranken und gehbehinderten Menschen aus den Häusern zu helfen. Viele lagen schon im Bett, als Feuerwehr und Polizei vor der Tür standen und sagten: »Sie müssen Ihre Wohnung verlassen. Bitte beeilen Sie sich.« Wer hätte zu diesem Zeitpunkt geglaubt, dass sich das Drama noch zwei weitere Tage hinziehen würde. Und dass einige der Anwohner ihr Zuhause, ihr Geschäft oder Lokal in diesem Zustand nicht mehr wiedersehen würden …

Wer konnte, kam bei Freunden oder Angehörigen unter. Für alle anderen richteten die Hilfsorganisationen und das Technische Hilfswerk in der Umgebung drei Akutbetreuungsstellen ein. In ganz München gibt es davon insgesamt acht, die nach einem festgelegten Alarmierungsplan jederzeit in Betrieb genommen werden können.

Ab diesem Zeitpunkt standen auch bei uns in der Leitstelle die Telefone nicht mehr still. Fragen über Fragen: Wo habt ihr meine kranke Oma hingebracht? Wo sind die Notunterkünfte? Wo soll ich denn jetzt schlafen? Ist meine Katze/mein Hamster/mein Sittich in Gefahr? Ich brauche meinen Laptop, muss unbedingt noch mal in meine Wohnung. Halten meine Fenster das aus? Soll ich das Wasser abstellen? Kann es brennen? Wer gießt jetzt meine Balkonpflanzen? Sind wir versichert? Was kann da schlimmstenfalls passieren? Können Sie garantieren, dass unser Haus stehen bleibt? Wann darf ich wieder heim? Wer schützt uns vor Plünderungen?

Die Fragen und Sorgen der Anwohner waren so zahlreich und vielfältig, dass wir uns entschlossen, zunächst bei uns in der Feuerwache 3 und später auch noch in der Hauptfeuerwache und in der Münchner Ordnungsbehörde Bürgertelefone einzurichten. Das war zum letzten Mal am 11. September 2001 nach den Terroranschlägen auf das World Trade Center und das Pentagon notwendig gewesen. Anders wäre der reguläre Betrieb der Integrierten Leitstelle gar nicht mehr möglich gewesen. In den Tagen der Bombenentschärfung haben wir mehrere Tausend Bürgeranfragen beantwortet.

Einsätze dieser Größenordnung kann man vorher einfach nicht üben. Dennoch funktionierte die Zusammenarbeit aller Beteiligten perfekt – als ob wir es schon immer so gemacht hätten. Die Führungskräfte der Freiwilligen Feuerwehr saßen ebenfalls in der Örtlichen Einsatzleitung, während rund 400 Männer und Frauen draußen Erkundungs-, Kurier- und Lotsenfahrten auch auf dem Motorrad unternahmen. Mit Lautsprecheranlagen fuhren sie stundenlang durch die Straßen und halfen bei der Evakuierung der Bewohner. Während der späteren Sprengung besetzte die Freiwillige Feuerwehr die Wachen der Berufsfeuerwehr und war selbst mit sechs Löschzügen vor Ort.

Doch so weit waren wir in der Nacht zu Dienstag noch nicht, als einer der größten Feuerwehreinsätze nach dem Krieg anlief. Unsere rollende Einsatzzentrale – das 13 Meter lange und 15 Tonnen schwere Katastrophen-Einsatzleitfahrzeug (KELF) – war bereits um 17 Uhr an die Münchner Freiheit verlegt worden. Im Fernmelde- und Besprechungsraum haben die gesamte Einsatzleitung und fünf Disponenten Platz. Auf einen Monitor können Hubschrauberbilder live übertragen werden. Der Münchner Oberbürgermeister und sämtliche Sicherheitsexperten der Stadt, der Ordnungsbehörde und der Polizei fanden sich dort ein.

Mit Polizeieskorten wurden mittags zwei Sprengmeister aus Oranienburg und Thüringen nach München geleitet. Diese beiden Experten haben in Deutschland wahrscheinlich die größte Erfahrung mit diesem US-Bombentyp, der in Bayern bislang höchst selten und eben noch nie mitten in einer Stadt gefunden worden war.

Die Möglichkeit einer Entschärfung vor Ort war nach Einschätzung der Experten eher gering. Wir trafen zunächst gewaltige Vorkehrungen, um die Folgen der zu erwartenden Explosion so gering wie möglich zu halten. Zwei Tage lang stapelten 100 Freiwillige des Technischen Hilfswerks (THW) direkt neben der Bombe einen Wall aus 10.000 Sandsäcken. Jeder Einzelne von ihnen wiegt 15 bis 20 Kilogramm. Ein hoher Erdhügel wurde zur Straße hin aufgeschüttet, um den Explosionsdruck nach oben abzuleiten und die Häuser gegenüber damit zu schützen. Eilends zusammengezimmerte, dicke Holzverschalungen wurden vor die Schaufenster und Türen geschoben. Zwölf große Wagenladungen voller Stroh wurden innerhalb kürzester Zeit in die Stadt gebracht. Für diese Mengen hatten unsere Disponenten und auch die Kollegen von der Freiwilligen Feuerwehr ihre Beziehungen zu den Landwirten rings um München spielen lassen. Stroh ist nämlich ein perfekter Dämmstoff. Kein anderer Stoff ist so leicht und elastisch und nimmt so viel Energie auf wie Stroh. Eine 100 Kilometer weit von München entfernte Spezialfirma lieferte binnen kürzester Frist Sprengmatten – tonnenschwere, etwa 20 Quadratmeter große Matten, die normalerweise bei Abrisssprengungen verwendet werden, um Nachbargebäude zu schützen. Sie bestehen aus einem fingerdicken, in Gummi gegossenen Stahlseilgeflecht und wurden zur Verstärkung auf den Sprenghügel gelegt.

Im engen Kreis sprachen die Sprengmeister Klartext. Die Wahrscheinlichkeit einer erfolgreichen normalen Entschärfung tendierte gegen null. Das bestätigte sich bei der näheren Besichtigung. Denn der Zünder war völlig verrostet. Die allerkleinste Bewegung hätte die Bombe unkontrolliert in die Luft fliegen lassen können. Die beiden zuständigen Männer haben schon über 100 Bomben dieses Typs bearbeitet. Und alle waren voll funktionstüchtig gewesen.

Eine weitere Möglichkeit wäre gewesen, die Druckwelle nicht nach oben, sondern in den Boden abzuleiten. Auch diese Idee wurde rasch verworfen: Direkt unter der Bombe verlief nämlich der U-Bahn-Tunnel, zudem war das Grundwasser sehr nahe. Wasser ist nicht komprimierbar und leitet den Druck direkt weiter. Die Folge hätte eine unterirdische Druckwelle mit unkalkulierbaren Folgen für die U-Bahn-Röhre sein können. Zudem war die Untergrundbeschaffenheit denkbar ungeeignet und alle Häuser ringsherum hätten einstürzen können. Die Kampfmittelräumer sahen am Ende nur noch eine Möglichkeit: die Bombe steil nach oben in die Luft zu jagen.

In den Stunden vor der Sprengung wurde der Sperrring auf einen Kilometer ausgeweitet, weil Trümmer und glühende Splitter der Bombe bis zu 750 Meter weit durch die Gegend fliegen würden.

Die Sprengung selbst sollte dann mithilfe des Sprengstoffs TNT erfolgen, den die Sprengmeister unter Lebensgefahr an der Bombe angebracht hatten und aus einer Entfernung von etwa 150 Metern, hinter einer Wand liegend, per Fernzündung auslösen würden. Ursprünglich am frühen Abend geplant, musste die Sprengung jedoch mehrfach verschoben werden, weil sich immer wieder Menschen im Sperrgürtel befanden.
Um 21.54 Uhr schließlich erfolgte die gigantische Explosion. Ein riesiger Feuerball schoss in den Nachthimmel über Schwabing. Die Druckwelle ließ das KELF in 300 Metern Entfernung schaukeln wie ein Blatt im Winde – ein wirklich mulmiges Gefühl für alle, die da drinnen saßen. Am Fahrzeug daneben schlug ein großes Trümmerstück eine Delle ins Dach. Noch in mehreren Kilometer Entfernung vibrierte der Boden. Wir waren gut vorbereitet auf das, was jetzt passierte. Denn das Stroh flog – wie von den Sprengmeistern prophezeit – brennend durch die Luft und landete auf den Dächern ringsherum. Schreckensmeldungen jagten durch die Stadt: »Schwabing brennt!« Nur lauter Strohfeuer glücklicherweise, die sofort gelöscht wurden und nicht auf die Dachstühle übergriffen. Zu Hunderten verwendeten die Kollegen alle Kraft darauf, die Brände in dem verwüsteten, von Scherben übersäten Straßenzug so schnell wie möglich zu löschen. Freundlicherweise kam uns auch noch der Himmel zu Hilfe: Es regnete kräftig. Inmitten des Einsatzchaos saßen unsere Sprengmeister schweigend und schweißüberströmt, aber sehr erleichtert am Straßenrand. Sie wussten, dass sie gute Arbeit geleistet hatten, und waren heilfroh, dass ihre düstersten Befürchtungen nicht eingetreten waren. Sie hatten mit weitaus schlimmeren Schäden gerechnet.
Noch in der Nacht schlug die Stunde der Tüftler und Klugscheißer: Aus dem gesamten deutschsprachigen Raum meldeten sich selbst ernannte »Experten«, die ihre hirnrissigen Theorien in Blogs und Netzwerken ungefragt übers Land posaunten und zum Teil sogar die Presse mit ihrem Unfug infizierten. Ein Beispiel: »Wieso haben diese sogenannten Fachleute das Stroh nicht mit Wasser durchtränkt? Könnte mal einer der Münchner Feuerwehr erklären, dass Stroh

brennt?« Bei Explosionstemperaturen von mehreren Tausend Grad ist das ein geradezu rührender Gedanke.

In einer bemerkenswerten, nicht ganz ernst gemeinten Rede vor der versammelten Münchner Stadtprominenz erläuterte der Chef der Münchner Berufsfeuerwehr, Oberbranddirektor Wolfgang Schäuble, einige Monate später seine persönliche Hitliste der dümmsten Anfragen.

Zum Thema »Bombe und Stroh« befragte er die anerkannt erste Instanz zur seltsamen Beantwortung ernst gemeinter Fragen:

»Anfrage an Radio Eriwan. Ist es richtig, dass Stroh brennt und leicht ist und man es deshalb nicht mit Feuer und Wind zusammenbringen sollte und es somit zum Abdecken einer Bombe ungeeignet ist und sich Wasserbehälter oder schwere Erdaufschüttungen besser eignen?«

Dazu die Antwort von Radio Eriwan: »Im Prinzip, ja! Aber nicht, wenn unter der Bombe das Grundwasser, welches Druckwellen ungehindert weit tragen kann, ansteht. Denn sonst gibt es viele Fundamentschäden in der Umgebung und daraus resultierend Einsturzgefahr für die Häuser. Auch dann nicht, wenn ein für die Infrastruktur lebenswichtiger U-Bahn-Kreuzungsbahnhof namens Münchner Freiheit in direkter unterirdischer Nachbarschaft liegt. Dann ist es besser, den Druck durch leichtes Material nach oben wegzuleiten. Dazu nimmt man Sand und Stroh, das schnell überall verfügbar ist. Man macht es auch nicht nass, denn sonst wird es wieder schwer. Alles andere stimmt.«

Der Saal applaudierte amüsiert.

Es kam noch besser. Schäuble nämlich widmete sich nun zwei von vielen ernst gemeinten Vorschlägen, die die Feuerwehr in jenen Tagen erreichten.

Vorschlag Nummer eins: »Die Lösung ist ganz einfach: Man errichte um die Bombe herum einen nach oben offenen, fünf Meter hohen Stahlring. Dieser muss einen Durchmesser von 20 Metern aufweisen und eine Wandstärke von 30 Zentimetern besitzen, damit die Druckwelle ohne Schaden abgeleitet werden kann.«

Superidee! Dazu Schäubles Kommentar: »Schade, dass die Bombe so spät gefunden wurde. Denn mit diesem Auftrag hätte sich die Maxhütte noch mindestens ein halbes Jahr länger vor dem Konkurs bewahren lassen. Auch Transporteure und Schweißunternehmer hätten ihre helle Freude gehabt.«

Der Saal applaudierte begeistert.

Und dann kam der Brüller, vorgeschlagen von einem 89-jährigen Installateurmeister, der betonte, dass er der Münchner Feuerwehr als Fachberater jederzeit zur Verfügung stehe, damit die Sache beim nächsten Mal professioneller über die Bühne gehe. Sein Lösungsvorschlag: »Es ist doch einfach. Man nimmt einen Rohrfroster, wie er im Heizungsbau eingesetzt wird. Die Säure im Zünder kann damit eingefroren werden und kann auch nirgends mehr hinlaufen. Dadurch kann die Bombe nicht mehr zünden. Dann lässt man von einem Hubschrauber ein ein Kilometer langes Stahlseil ab. Die Bombe wird mit einem Hebefrosch für Rohre am Seil befestigt. Dann kann man sie zur unbewohnten Fröttmaninger Heide fliegen und abwerfen, wo sie dann explodieren kann.«

Der Saal bog sich vor Lachen.

Und Schäuble kommentierte trocken: »Die Begeisterungsstürme der an der extrem empfindlichen Bombe herummanipulierenden Einsatzkräfte, der Hubschrauberbesatzung und der Menschen in den überflogenen Stadtvierteln sind unserem Problemlöser bestimmt sicher.«

Der Saal raste.

Der Installateurmeister vermutlich auch – wenn er das gehört hätte. Möglicherweise hat er bei seinen Berechnungen übersehen, dass Aceton erst unter minus 95 °C gefriert. Das schafft aber der stärkste Rohrfroster nicht.

Selbstredend gingen all diese tollen Vorschläge – insgesamt sollen es etwa 50 gewesen sein – erst Tage nach der Sprengung in der Hauptfeuerwache ein.

Doch es gab auch viele nette Gesten. So stand noch vier Wochen nach der Sprengung mit roter Farbe an eine Schaufensterscheibe geschrieben: »Wir danken der Polizei & Feuerwehr für ihren tollen Einsatz.«

Am Tag nach dem großen Knall setzte sich allmählich auch in der Öffentlichkeit die Erkenntnis durch, wie knapp die Stadt an einer echten Katastrophe mit vielen Toten und Verletzten vorbeigeschlittert war. Rings um den Bombenkrater hatte die Explosion allerdings Millionenschäden angerichtet. Und zwar in einer derart gewaltigen Höhe, dass den Vorständen der zuständigen Versicherung »immer noch die Farbe aus dem Gesicht weicht«, wie Wolfgang Schäuble es in seiner Rede umschrieb: »Die Sachlage ist eindeutig, aber unbefriedigend. Trotz Rechtsstaat sind weder Personen noch Behörden eindeutig juristisch dingfest zu machen. Die Konsequenz: Niemand ist zu Schadenersatzzahlungen verpflichtet. Dennoch sieht man, dass außergewöhnliche Ereignisse auch außergewöhnliche Solidarität hervorrufen. So haben die Schadensversicherer sich nicht weggeduckt und einfach auf dem Kulanzweg viele Schäden beglichen. Auch die Stadt hat ihren Beitrag geleistet und geprüft, was eventuell noch übrig bleibt und ob soziale Härten dadurch hervorgerufen wurden.«
Diese Solidarität war sehr wichtig für die Betroffenen. Immerhin 17 Häuser waren zum Teil massiv beschädigt worden, mehrere Geschäfte, Büros, Wohnungen und ein Lokal brannten aus oder wurden in Teilen zerstört. In vielen Wohnungen wurden die Scheiben eingedrückt, Türen aus den Angeln gerissen und Splitter schlugen in Wände und Möbel ein. An dem großen Bürogebäude einer berühmten Filmproduktion war keine einzige Scheibe mehr heil. Sogar die tonnenschweren Sprengmatten waren teilweise zerrissen oder angesengt worden.
Aber: Es gab nicht einen einzigen Verletzten. Die U-Bahn blieb intakt und konnte nach einer Überprüfung der Statiker schon bald wieder fahren. Und bis auf die direkt angrenzenden Häuser rings um den Bombenkrater konnten viele Bewohner schon am nächsten Tag wieder in ihre Wohnungen zurückkehren.
An der Absperrung spielten sich am Morgen nach der Explosion zum Teil sehr anrührende Szenen ab. Von Feuerwehrleuten begleitet, durften die Anwohner ihre zum Teil schwer in Mitleidenschaft gezogenen Wohnungen und Geschäfte kurz in Augenschein nehmen und das Notwendigste einpacken. Alle mussten dabei zur Sicherheit ei-

nen Feuerwehrhelm aufsetzen, weil immer wieder lose Dachziegel und Scherben auf die Straßen fielen.
Es flossen an diesem Tag viele Tränen. Inmitten der vielen Journalisten, Feuerwehrleute und Anwohner stand am Ende eine sehr kleine alte Dame (92), die trotz aller Sorgen freundlich unter dem viel zu großen Helm herauslächelte und vor laufender Kamera erklärte: »Der Schaden in meiner Wohnung hält sich in Grenzen. Ich bin zufrieden und mir geht es gut. Worüber soll ich mich in meinem Alter noch groß aufregen, nicht wahr? Ich habe den Krieg in München überstanden. Da schaffe ich das hier wohl auch noch.« Vor solchen Menschen ziehe ich innerlich meinen Hut. Sie hat uns allen an diesem Tag eine Lektion in puncto Gelassenheit erteilt. Wir alle haben in jener Nacht ja nur einen winzigen Ausschnitt dessen miterlebt, was für unsere Eltern und Großeltern in den Kriegsjahren Alltag war.
Ein Kampfmittelräumer erklärte später im Interview: »Man muss den Leuten von der Münchner Feuerwehr und vom Technischen Hilfswerk ein Denkmal setzen. Die sollten bis zu ihrem Lebensende jeden Tag von der Stadt einen Kasten Bier spendiert bekommen.«
Kein schlechter Gedanke. Lasst euch bloß nicht aufhalten!
Drei Monate später – ungefähr zu Beginn der Weihnachtszeit – bekamen alle Beteiligten vom Rettungssanitäter bis hin zum Einsatzleiter und auch wir in der Leitstelle Post vom Münchner Oberbürgermeister. Eine vorweihnachtliche Bombenbescherung, mit der nun wirklich niemand gerechnet hatte. Inhalt: eine Flasche Rotwein, eine schöne, dicke Salami und eine Tafel Weihnachtsschokolade, versehen mit einem netten Brief: »... Ich hatte eigentlich vor, Sie alle zu einem Dankempfang in das Alte Rathaus einzuladen. Doch die große Anzahl derer, die rund um den 28. August im Einsatz waren, hätte drei Empfänge gefordert. Dennoch soll Ihr Einsatz keine Selbstverständlichkeit gewesen sein. Ich habe daher entschieden, allen Helfern ein Präsent zukommen zu lassen ...« Vielen Dank, Herr Oberbürgermeister. Das hat uns wirklich gefreut.

Das Sekundenwunder

Der Inhalt einer Damenhandtasche gehört zu jenen weiblichen Mysterien, die wir Männer nie ergründen werden. Ich habe keine Ahnung, wie die Mädels das machen, immer zur rechten Zeit Taschentücher, Schnürsenkel, Ingwerbonbons, Kopfschmerztabletten, Notfalltropfen, Warzen-Ex, Nagelschere, Magnesiumtabletten, Gedichtbändchen, Ballerinaschuhe, feuchtes Klopapier, Taschenlämpchen, Süßstoff und so weiter zur Hand zu haben. Klar, dass in diesem sagenhaften Sammelsurium dann so unwesentliche Dinge wie Hausschlüssel, Führerschein oder Personalausweis gern für immer verschwinden. Aber das wäre ja wieder eine andere Geschichte …

Ein beeindruckendes Beispiel für das Mysterium Damenhandtasche liefert an einem warmen Juniabend eine patente junge Dame (20), die mitten in der Nacht von der Isar aus um Hilfe ruft. Genauer gesagt, ihren Freund um Hilfe rufen lässt. Denn ihr sind im wahrsten Sinne des Wortes gerade die Hände gebunden.

»Die Feuerwehr. Der Rettungsdienst. Guten Abend!«

»Ja, hallo. Hier spricht Mingolf, Max Mingolf. Ich rufe von der Tierparkbrücke an. Wir brauchen Ihre Hilfe. Meine Freundin Maria hängt nämlich am Geländer.«

»Ihre Freundin hängt wo?«

»An einem Metallgeländer!«

Ach du Schande, das Mädel wird doch nicht …

»Innen oder außen am Geländer?«

Im Geiste sehe ich eine junge Frau, die über dem reißenden dunklen Fluss hängt und sich mit letzter Kraft an das Geländer klammert. Ich überlege bereits, mit ein paar Mausklicks unsere Taucher zu alarmieren und alle Brücken stromabwärts besetzen zu lassen, und tippe gerade das Meldebild »Person im Wasser« in die Maske, da höre ich Max Mingolf lachen.

»Nein, nein, nicht was Sie denken. Sie sitzt auf dem Gehsteig. Aber sie klebt mit der Hand am Geländer.«
Aha. Ich verstehe mal wieder wenig bis nichts, lösche aber erst einmal den Wasserrettungseinsatz.
»Also hat sie sich eingeklemmt, oder was?«
»Nein, das nicht.«
»Ja, was denn dann?«, frage ich ein wenig gereizt. Der Mann kann jetzt aber wirklich mal auf den Punkt kommen.
Die Geschichte, die er mir dann erzählt und die von seiner Freundin im Hintergrund immer wieder bestätigt wird, klingt zu verrückt, um nicht wahr zu sein. Die beiden sind in der Nacht in den Isarauen spazieren gegangen. Dabei löste sich Max' Schuhsohle. Rein zufällig (zufällig!) hatte Maria eine Tube Sekundenkleber in ihrer Handtasche. Der Einfachheit halber behielt Max den Schuh an, während Maria hinter ihm auf dem Boden kniete und sich als Gelegenheitsschusterin versuchte. Klappte auch ganz gut, aber …
»Im Dunkeln hat sie nicht gemerkt, dass ihr der Klebstoff in die rechte Handfläche gelaufen ist. Und dann ist es eben passiert …«
Nach erfolgreicher Reparatur hat sich die Germanistikstudentin nämlich mit der rechten Hand am Metallgeländer hochgezogen. Und das war's dann. Sekundenkleber klebt – wie der Name schon sagt – in Sekunden. Haut und Geländer bildeten blitzschnell eine fatale Einheit. Und Maria klebte fest. Zupfen, ziehen, reißen, heulen – alles zwecklos. Es tat ihr nur weh, aber frei kam sie damit nicht. Und da war sie schon, die Angst …
Nach einer halbstündigen tränenreichen Diskussion rief ihr Freund zunächst die Polizei. Zu sechst standen die Beamten am Ende um Maria herum und versuchten, ihre Handinnenfläche mit der Spitze eines Taschenmessers abzulösen. Doch leider löste sich da nichts – außer Marias Haut. Mittlerweile war ihre Hand eiskalt. Sie fror und kämpfte mit den Tränen.
Jetzt ist es zwei Uhr nachts und irgendwie scheinen die beiden von mir zu erwarten, dass ich die Lösung parat habe. Habe ich aber nicht. Ich kann mir nun aber vorstellen, was die Berater im Baumarkt tag-

täglich mitmachen. Man ist ja schon dankbar, wenn man den Kundenwunsch erst einmal verstanden hat.
»Okay, ihr beiden. Ich schicke euch jetzt den Rettungsdienst. Vielleicht haben die Kollegen eine Idee und irgendetwas an Bord, das wie ein Lösemittel wirkt.« Dann füge ich väterlich beruhigend hinzu: »Nur mit der Ruhe, wir kriegen das schon hin.« Was deutlich optimistischer klingt, als ich es tatsächlich bin.
Im Geiste gehe ich die Möglichkeiten durch, welche Chemikalie den Kleber angreifen würde, ohne Marias Haut ernsthaft zu verletzten. Als allerletztes Mittel könnte ich den beiden immer noch zwei Kollegen mit dem Rüstwagen und einem Trennschleifer schicken. Dann würde Maria eben mit dem abgeschnittenen Geländerstück in der Hand in die Klinik fahren.
Es wäre nicht das erste Mal, dass jemand mit allerhand Gerätschaften an oder im Körper in die Klinik gebracht wird. Und es kommt auch immer wieder vor, dass unsere Kollegen mit ihrem handwerklichen Geschick im Operationssaal assistieren. Wir sind Profis darin, wenn unter ärztlicher Überwachung allzu enge Ringe vom Finger oder gewissen anderen Körperteilen geschnitten werden müssen oder gar eine Hand im Fleischwolf steckt.
Ich muss an einen schon länger zurückliegenden Einsatz in einem Münchner Schrebergarten denken. Dort war ein Mann barfuß in eine Gartenharke mit gemein spitzen Zinken getreten. Drei Zinken hatten seinen Fuß durchbohrt, eine mitten durch den großen Zeh. Böse Sache, das. Es sah zum Fürchten aus und der Patient war vor Entsetzen so blass wie Mozzarella. Wegen der großen Gefahr einer unkontrollierbaren Blutung werden in den Körper eingedrungene Gegenstände wie Messer, große Scherben, Zaunspitzen, Werkzeuge, Stäbe oder ebensolche scharfen Zinken grundsätzlich erst unter OP-Bedingungen von den Chirurgen entfernt. Dummerweise stand der Stiel der Harke jedoch fast im rechten Winkel vom Fuß ab. Wie wir es auch drehten und wendeten: Mit diesem langen Stiel am Fuß passte der Ärmste partout nicht in den Rettungswagen. Da haben wir den Stiel vor Ort erst einmal abgesägt. Ich erspare Ihnen lieber die Details …

So etwas Ähnliches scheint nun auch Maria bevorzustehen, die mittlerweile vor Kälte mit den Zähnen klappert. Von der Rettungswagenbesatzung bekommt sie erst einmal eine Decke. Nach diversen erfolglosen Versuchen drücken die beiden Rettungsassistenten schließlich mit der kleinsten Kanüle eine Händedesinfektionslösung Millimeter für Millimeter zwischen Marias Hand und die Stange. Tatsächlich weicht der Kleber dadurch langsam auf. Ganz vorsichtig lassen sich zuerst die Finger lösen, dann die ganze Handfläche. Weit nach drei Uhr in der Nacht meldet sich der Kollege über Funk:
»Die Patientin wurde soeben befreit. Wo bringen wir sie hin?«
Die Ambulanz einer Chirurgischen Klinik in der Nähe wartet schon auf Maria, die mit einem dicken Handverband zur ambulanten Wundversorgung gefahren wird.
Die Kleberreste in Fingerform kleben übrigens heute noch an dem Geländer.
Eine Frage beschäftigte mich noch Tage später: Warum um Himmels willen hat eine Germanistikstudentin Sekundenkleber in der Handtasche? Die Antwort konnte ich ein paar Tage später zufälligerweise in einer Zeitung lesen, die diesen kuriosen Notfall aufgegriffen hatte. Dort nämlich erklärte Maria: »Damit habe ich bei Rock im Park meine kaputte Taschenlampe geklebt. Die Tube habe ich übrigens immer noch in meiner Tasche.« Na klar. Was sonst. Da hätte ich aber auch wirklich selbst draufkommen können …

Der rote Punkt

Ich kenne einen Brandermittler der Polizei, der in dem Ruf steht, ein wenig sonderbare Angewohnheiten zu haben. Der Mann ist ein anerkannter Fachmann, ein absoluter Experte mit großer Erfahrung, aber er hat eben einen kleinen Tick. Wenn er morgens das Haus verlässt, läuft in seiner Wohnung nur noch der Kühlschrank. Er hat immer einen Rauchmelder im Gepäck, wenn er auf Reisen geht. Der Mann verwendet bewusst keinen elektrischen Radiowecker. Die Stecker von Kaffeemaschine, elektrischer Zahnbürste und allen Mehrfachsteckdosen zieht er nach Gebrauch stets aus der Wand. Sein Handy lädt er nur tagsüber auf. Sein Fernseher oder die Musikanlage läuft niemals auf Stand-by. Und im Hotel zählt er mit geschlossenen Augen die Zahl der Schritte von seiner Zimmertür bis zum nächsten Notausgang, bevor er sich schlafen legt. Klingt ein bisschen verrückt, meinen Sie? Möglich. Doch ich kann ihn verstehen. Der Mann hat eben zu viel gesehen in seinen langen Berufsjahren. Wahrscheinlich wird man so, wenn man ständig in Brandruinen und den verkohlten Lebenserinnerungen der anderen herumwühlt. Allzu oft fand er die Ursache in defekten elektrischen Geräten, beschädigten Kabeln oder heillos überlasteten Mehrfachsteckdosen. Das hat eben Spuren hinterlassen und sein Bewusstsein im Umgang mit elektrischen Geräten – sagen wir mal – geschärft.

Es sind weniger die Flammen, die den Menschen gefährlich werden. Fast immer ist es der Rauch – dieser schleichende Tod, der in Minutenschnelle ein Haus, eine Wohnung, ein Zimmer zur tödlichen Falle werden lässt. Selbst in ihrer vertrauten Wohnung – sogar in kleinen Einzimmerapartments – finden Menschen plötzlich den Ausgang nicht mehr. Laien wollen uns das meist nicht glauben, aber wir erleben das leider immer wieder. Ein nächtlicher Brand birgt noch eine weitere große Gefahr. Im Schlaf lassen die Sinnesorgane den Menschen nämlich im Stich. Der Rauch und das tödliche Gas Kohlenstoff-

monoxid werden nicht oder erst viel zu spät wahrgenommen. Wie dieser dramatische Fall dokumentiert, der in einer Sommernacht ein tödliches Drama und eine darauf folgende, tagelange Diskussion über die grundsätzliche Sicherheit elektrischer Geräte auslöste.
Kurz vor Mitternacht schlugen plötzlich Flammen aus mehreren Fenstern der Villa des pensionierten Handwerkers Alfred Humele (83) und seiner Frau Käthe (80). Die beiden hatten den Familienbetrieb nach einem langen Arbeitsleben längst ihren Kindern übergeben. Seitdem verlebte das Ehepaar in der ruhigen Siedlung im Münchner Osten einen beschaulichen Lebensabend. An jenem Dienstagabend hatten die beiden ferngesehen. Irgendwann schalteten sie das Gerät wie gewohnt mit der Fernbedienung aus und gingen hinauf in ihr gemeinsames Schlafzimmer. Zu diesem Zeitpunkt leuchtete an dem Fernsehgerät nur noch der rote Stand-by-Punkt.
Die Brandermittler würden später feststellen, dass das nur ein Millimeter dünne Kabel zur Stand-by-Schaltung eine noch dünnere Schwachstelle hatte, in deren Folge der Draht heiß wurde und schließlich brach. Dabei entstanden Funken, die zunächst die Kabelisolierung und dann das Gerät in Flammen setzten. Rauchmelder hätten spätestens in diesem Brandstadium mit einem schrillen Pfeifton Alarm geschlagen. Dann hätten die ahnungslos schlafenden Humeles noch alle Chancen gehabt, unversehrt aus dem Haus zu kommen und den Notruf 112 zu wählen. Vielleicht hätten wir ihnen sogar noch das Haus retten und die ganze Familie vor großen Sorgen und viel Leid bewahren können. Doch die Humeles hatten leider keinen Rauchmelder. Und so nahm das Schicksal seinen Lauf …
Der Brand griff bald auf die Wohnzimmereinrichtung und schließlich auf das ganze Erdgeschoss und die Treppe über. Die Scheiben barsten, Flammen schlugen hoch. Ungefähr zu diesem Zeitpunkt müssen die Humeles etwa zeitgleich mit den Nachbarn in den Häusern ringsherum erwacht sein. Mehrere Notrufe gingen nämlich zeitgleich in der Leitstelle ein. Doch für die Humeles war es da schon zu spät. Im Schlaf hatten beide bereits so viel giftiges Kohlenmonoxid eingeatmet, dass sie nicht mehr die Kraft hatten, ins Freie zu fliehen. Wir fan-

den Käthe Humele tot vor dem Bett. Ihr Mann Alfred hatte es sogar noch bis zur Balkontür geschafft, wo er auf der Schwelle nach draußen zusammengebrochen und qualvoll erstickt war.
Ich finde keine Erklärung dafür, dass die Installation von Rauchmeldern, die doch nur noch ein paar Euro kosten und nachweislich schon so vielen Menschen das Leben gerettet haben, erst seit Beginn des Jahres 2013 in Neubauten Pflicht geworden ist. Ebenfalls nicht nachvollziehbar ist für mich, warum die Übergangsfrist zur Nachrüstung von Rauchmeldern in bereits bestehenden Wohnungen bis zum 31. Dezember 2017 dauert. In den Zimmern meiner Kinder hängen sie jedenfalls seit dem Tag ihrer Geburt und natürlich auch im Wohnzimmer, im Flur und im Technikschrank, in dem die ganze Telefon- und Netzwerktechnik Tag und Nacht vor sich hinflimmert. Und ja, ich muss es zugeben: Ich bin auch so ein Fluchtweg-Checker im Hotel und sogar auf der Berghütte. Ich schaue jedenfalls immer genau, wo ich bin und wo der nächste Fluchtweg ins Freie ist. Typischer Feuerwehrfimmel. Das machen wir wohl alle. Dafür können wir nichts.

Wohnungsöffnungen

Jeder Feuerwehrmann könnte sofort einen Schlüsseldienstservice eröffnen. In puncto Türen macht uns nämlich keiner was vor. Wir sind die Feuerwehr, wir kommen überall rein! An Gelegenheiten zum Üben mangelt es uns jedenfalls nicht. Denn jeden Tag machen wir im Schnitt zehn Wohnungen auf. Wir kennen jedes Schloss und jeden Riegel, und wenn die Tür Probleme macht, kommen wir eben durch die Fenster oder über den Balkon.

Sobald Gefahr in Verzug ist, haben wir nicht nur das Recht, sondern sogar die Pflicht, auch in Abwesenheit der Bewohner in verschlossene Wohnungen einzudringen und nach dem Rechten zu sehen. Oft geht es dabei um Schadensbegrenzung. Eine gebrochene Rohrleitung, eine defekte Klospülung, ein kaputtes Eckventil für den Terrassenanschluss, aus dem das Wasser in Strömen aus dem dritten Stock auf die Straße rauscht – ganz klar ein Fall für die Feuerwehr.

Nach Bränden werden nicht selten sämtliche Nachbarwohnungen nach weiteren Opfern abgesucht, die hilflos in verrauchten Wohnungen liegen könnten. Sehr oft ruft uns auch die Polizei zu Hilfe, wenn ein allein lebender Mensch plötzlich nicht mehr erreichbar ist oder aus einer Wohnung Hilferufe kommen. Da sind Menschen gestürzt oder kommen aus eigener Kraft nicht mehr aus der Badewanne heraus. Vielleicht ist auch jemand plötzlich schwer erkrankt, hat einen Selbstmordversuch unternommen oder ist psychisch völlig neben der Kappe. Bei letzterer Kategorie ist immer größte Vorsicht angebracht, denn manchmal greifen psychisch kranke Menschen urplötzlich aus dem Hinterhalt an. Da muss man wirklich mit allem rechnen.

Oft rufen nach solchen Einsätzen Freunde, Verwandte, Kollegen oder Nachbarn bei uns in der Integrierten Leitstelle an und fragen nach: »In welches Krankenhaus habt ihr meine Mutter, meine Nachbarin, die Kollegin oder den Freund gebracht?« Sorry, Leute, diese Auskunft dürfen wir euch nicht geben. Auch wenn es 98 Prozent der Anrufer sicherlich

gut meinen. Ich kann aber am Telefon wirklich nicht beurteilen, ob die von der Leiter gestürzte Kollegin im Krankenhaus wirklich Besuch vom halben Büro oder gar vom Chef bekommen möchte. Und ich wage gar nicht darüber nachzudenken, was der erwachsene Sohn wohl mit mir machen würde, wenn ich dem Vater erzählt hätte, dass der Filius sich fast um den Verstand gekifft hat und soeben in die Psychiatrie eingewiesen wurde. Wir verweisen daher in solchen Fällen stets an die Polizei, die die besseren Möglichkeiten für eine Überprüfung der diversen Besuchsmotive und Verwandtschaftsverhältnisse hat.
Hinter verschlossenen Wohnungstüren muss man immer mit allem rechnen. Vielleicht ist gerade niemand zu Hause. Manchmal jedoch machen die Leute einfach nicht auf – weil sie keine Lust haben, weil sie Angst haben, kein Hörgerät tragen, krank oder gestürzt sind. Oder – und das ist der traurigste Fall – weil der Bewohner nicht mehr lebt. Technisch gesehen, sind diese Einsätze meist kein Problem. Doch bekommt man oftmals unversehens Einblicke in Lebensläufe, die zuweilen so traurig und so ausweglos sind, dass man den einen oder anderen Eindruck so schnell nicht mehr los wird. Solch ein Fall war folgender.

Der Tod der Baronin

Woher sie kam, wusste niemand. Und obwohl sie mehrere Jahre in ihrer geräumigen Eigentumswohnung im obersten Stock eines modernen Wohn- und Geschäftshauses in der Münchner Innenstadt lebte, konnte uns selbst der Hausmeister nicht sagen, wer sie eigentlich war. Weil die alte Dame einen Adelstitel trug, nannte er sie nur die »die Baronin«. Manchmal huschte sie wie ein kleiner schmaler Schatten durchs Haus. Sie grüßte nie, sprach mit niemandem, öffnete auch auf Klingeln nie die Tür, bekam nie Besuch und leerte nur sehr sporadisch ihren Briefkasten. Der Hausmeister ging schließlich einfach dazu über, die Werbesendungen in ihrem Briefschlitz auf eigene Faust zu entsorgen. Und so gewöhnte sich die ohnehin oft wechselnde Nachbarschaft daran, mit einem Geist unter einem Dach zu leben. Man respektierte einfach ihren selbst gewählten Rückzug.

An einem Märztag rief die Hausverwaltung dann doch die Polizei an und bat um eine Wohnungsöffnung. Auslöser war offenbar eine lockere Verkleidung auf der Terrasse der Frau, die sich im Wind zu lösen und abzustürzen drohte. Auf diverse Anschreiben hatte die alte Dame nicht reagiert. So landete der Fall schließlich bei uns in der Integrierten Leitstelle:
»Es geht um eine alleinstehende ledige Frau, Jahrgang 1924. Der Briefkasten quillt seit Monaten immer wieder über. Man hat sie auch schon sehr lange nicht mehr gesehen. Ans Telefon geht sie auch nicht. Der Hausmeister und die Hausverwaltung sind in Sorge, dass ihr etwas zugestoßen sein könnte.«
Also wieder ein Fall für unseren dreiteiligen sogenannten Leichenzug, bestehend aus einem Einsatzleitwagen, einer Drehleiter und einem Rettungswagen. Denn bevor wir mit großem Aufwand fest verschlossene, zum Teil mit Innenriegeln gesicherte Wohnungstüren aufbrechen, schauen wir erst von außen in die Wohnung und steigen notfalls über die Fenster bzw. die Balkontür ein. Die lassen sich nämlich meist deutlich einfacher und schneller öffnen. Eine Tatsache, die – nur mal so am Rande bemerkt – übrigens auch Einbrecher zu nutzen wissen.
Zusammen mit einem Polizisten stiegen die Kollegen also über die große Dachterrasse ein. Die Balkontür war leicht zu öffnen. Sie ließ sich aber nicht ohne Weiteres nach innen aufdrücken. Die Kollegen mussten erst zahlreiche stramm gespannte Nylonfäden zerschneiden, bis sie das mit kostbaren Antiquitäten möblierte Wohnzimmer betreten konnten. Dort erwartete sie ein bizarrer Anblick: Sie fanden sich unversehens in einer Art Riesenspinnennetz wieder. Die ganze Wohnung war von Wand zu Wand mit sich überkreuzenden Fäden durchzogen, die mit Reißzwecken an Tapeten und Polstern befestigt worden waren. Ebenso waren alle Fenster von innen mit Fadenkreuzen überzogen. Hinter verschlossenen Türen hatte sich hier ein menschliches Drama in völliger Abgeschiedenheit abgespielt. Was die Baronin mit diesem Spinnennetz bezweckte, ist für immer ihr Geheimnis geblieben. Wir denken, dass es ihr rührender Versuch war, einen nicht

näher definierten »Elektrosmog« abzuleiten, vor dem sie sich in den letzten Jahren ihres Lebens so gefürchtet hatte. Anders konnten wir uns dieses seltsame Gespinst jedenfalls nicht erklären. Sie hatte sogar bereits damit begonnen, sämtliche Tür- und Fensterritzen von innen hermetisch mit Folien und Klebebändern gegen die gefürchtete »Strahlung« abzudichten. Das war der Grund, warum keinerlei Leichengeruch ins Treppenhaus gedrungen war.
Zu ihren Verwandten und Freunden von früher hatte sie offenbar schon viele Jahre keinen Kontakt mehr gehabt.
Die Kollegen fanden die Leiche in der Küche – bereits mumifiziert. Der Tod hatte sie wohl morgens beim Kaffeekochen überrascht. Jedenfalls trug sie noch Nachthemd und Morgenmantel. Auf dem Boden lag die ausgeleerte Kaffeedose, die sie im Sturz mitgerissen hatte. Die Todeszeitbestimmung offenbarte später das eigentliche Ausmaß des Dramas. Den letzten Brief hatte die Baronin nämlich fast auf den Tag genau zwei Jahren zuvor geöffnet. Seitdem hatte sie tot in ihrer Küche gelegen. Und niemand hatte sie vermisst. Kein Verwandter, kein Arzt, kein Bäcker. Selbst ihrer Bank war nicht aufgefallen, dass es auf ihrem Konto außer den üblichen Überweisungen und Einzugsermächtigungen überhaupt keine Bewegungen für den normalen Lebensunterhalt mehr gegeben hatte. Ich fürchte, dass sie ohne die lockere Verkleidung auf der Terrasse wahrscheinlich heute noch da oben in ihrem Spinnennetz liegen würde.

Die Frau im Müll

Es sind Einsätze, um die sich wirklich niemand von uns reißt. So bedrückend, so traurig und verstörend ist der Anblick von Messies, die, einsam, krank an Körper und Seele und nicht selten völlig verarmt, zwischen Müllbergen hausen, die sie in ihrer Verzweiflung über Jahre und Jahrzehnte aufgeschichtet haben. Es gibt nichts, was diese Menschen nicht horten. Und darum ist Feuer in solchen Wohnungen immer gefährlich, weil die Brandlast so enorm hoch ist. Zuweilen entstehen im Laufe der Jahre auch ernsthafte statische Probleme.

Acht Stunden lang haben Kollegen einmal in Schwabing gebraucht, um an die Leiche eines verstorbenen Rentners (73) heranzukommen, der in seiner 60 Quadratmeter großen Zweizimmerwohnung 60 (!) Tonnen Altpapier gestapelt hatte. Bis sie ihn schließlich fanden, hatten sie in Schwerstarbeit unter Atemschutz drei große Abfallcontainer gefüllt. Danach waren diese und alle Nachbarwohnungen erst einmal ein Fall für den Statiker. Ich wage gar nicht darüber nachzudenken, was passiert wäre, wenn dieses Papierlager in Flammen aufgegangen wäre. Noch fatalere Folgen hätte ein Wasserschaden gehabt. Der ganze Papierberg hätte sich vollgesogen und sein Gewicht vervielfacht. Dabei hätte das ganze Haus einstürzen können.
Oft jedoch beschränkt sich die krankhafte Sammelwut nicht auf Papier. Da türmen sich dann Flaschen, Dosen, Müll, Papier, Plastiktüten, Fäkalien, lebendige und tote Tiere und auch Unmengen verdorbener Lebensmittel, die sich im Laufe der Zeit durch Teppiche und Dielen geschimmelt haben. Es ist ein Albtraum, gesundheitsschädlich sowieso und immer auch extrem ekelerregend. Mittlerweile kümmern sich Vereine, Behördenmitarbeiter, Spezialfirmen und oft auch Tierschutzmitarbeiter in bewundernswürdiger Weise darum, diese extremen Müllhalden zu beseitigen und den Bewohnern den Weg zurück in ein würdiges Leben zu ebnen. So beschränkt sich unser Einsatz dabei meist auf Wohnungsöffnungen, wenn es brennt oder akut um ein Menschenleben geht. Nicht immer aber kommen wir rechtzeitig. Noch heute sprechen wir manchmal von einem Fall, der an einem Dienstagmorgen mit einem Anruf über die Polizeileitung begann.
»Kollegen, wir brauchen mal eure Unterstützung. Macht euch auf was gefasst«, sagte der Kollege aus der Einsatzzentrale der Polizei. Und er hat nicht übertrieben. Auf so etwas waren wir in der Tat nicht vorbereitet und nie zuvor und auch nie mehr danach sind wir auf so grauenhafte Weise mit einem Messie-Schicksal konfrontiert worden.
Es handelte sich um eine Rentnerin, 67 Jahre alt. Früher hatte sie bei einer Versicherung gearbeitet, war eine gepflegte, patente Frau gewesen, die mit beiden Beinen fest im Leben stand. Bis ihr Lebenspartner an Krebs starb. Da ging es mit ihr bergab.

Sie kümmerte sich um nichts mehr, kappte mit der Zeit sämtliche sozialen Kontakte, vernachlässigte sich und ihre kleine 30-Quadratmeter-Wohnung. Und sehr bald schon war das kleine Apartment ein Spiegelbild ihrer inneren Verwahrlosung. Die Nachbarn ahnten zwar, was in der Wohnung nebenan geschah, wenn auch nicht in diesem Ausmaß. Da die Rentnerin aber jeden Kontakt und am Ende auch alle Begegnungen vermied, kümmerte sich bald niemand mehr um sie. Auch die Geruchsbelästigung hielt sich in Grenzen, weil ihre Wohnung im zweiten Stock an einer Außengalerie im Freien lag.

Die Wohnung war übrigens nicht ihre einzige Müllhalde. In der Nähe hatte sie noch einen Lagerraum angemietet, den sie ebenfalls vollstopfte.

Im September, Oktober und November blieb sie dann plötzlich die Miete schuldig. Anfang Dezember klingelte der Vermieter an ihrer Wohnung. Dabei fiel ihm das Ungeziefer auf, das an der Scheibe des Oberlichts herumkroch. Außerdem stank es erbärmlich durch alle Ritzen.

Von diesem Punkt an war es dann unser Fall. Das Nullachtfünfzehnschloss der Tür hielt den Werkzeugen der Kollegen nicht lange stand. Aber die Tür ließ sich nicht aufdrücken. Irgendetwas schien von innen mit großer Kraft dagegenzudrücken. Was dann geschah, übertraf sämtliche Erwartungen. Als die Kollegen nämlich schließlich die ganze Tür aushängten, wären sie um ein Haar unter einem raumhohen, von Ungeziefer durchsetzten Müllberg begraben worden, der aus dem Türrahmen herausquoll und sich immer wieder nachrutschend in den äußeren Flur ergoss. Es war der reinste Horror.

War es wirklich möglich, dass hinter diesem Müllberg noch ein Mensch lebte?

Mit Atemschutz und Schutzanzügen begannen die Kollegen, den Unrat abzutragen. Der von innen aufgetürmte Müllberg war sehr viel größer als erwartet. Falls die Frau noch da drinnen war, bedeutete es, dass sie diese Wohnung seit Wochen nicht mehr aus eigener Kraft hatte verlassen können.

Mit jeder abgetragenen Schicht wurde der Geruch schlimmer. Jeder, der bei der Feuerwehr, der Polizei oder dem Rettungsdienst arbeitet, kennt diesen Geruch. So riecht der Tod, die Verwesung. Und dann kam etwas wahrlich Erschreckendes zum Vorschein: ein menschlicher Hinterkopf mit grauen, wirren Haaren. Etwa in Kniehöhe ragte er aus dem Müll. Es war eine Frau, natürlich die Bewohnerin. Sie steckte waagerecht auf dem Bauch liegend in dem entsetzlichen Schmutz. Was war da passiert? Wir zogen sie heraus. Es war kein schöner Anblick. Der Leichnam musste seit Wochen, vielleicht sogar Monaten im Müll gelegen haben, war bereits untrennbar mit Dosen und Papier verwachsen. Noch im Tod hielt die Ärmste einen Müllsack umschlungen.

Die Polizei rekonstruierte später, was geschehen sein musste. Die kleine Wohnung war nahezu komplett bis unter die Decke angefüllt mit allen erdenklichen Formen von Müll. Durch die aufgetürmten Berge rechts und links führten nur noch schmale Pfade ins Bad und zu einer unsäglich verschmutzten Küchenzeile mit Spülbecken – der einzigen Wasserquelle. Irgendwann müssen die Haufen im Flur dann umgefallen und über ihr zusammengeschlagen sein. Sie begruben die Frau unter sich, die offenbar noch versucht hatte, sich in dem ganzen Unrat zur Haustür durchzuarbeiten, die sie aber aus eigener Kraft unter keinen Umständen mehr hätte öffnen können. Ihre einzige Chance wäre vielleicht gewesen, gehört zu werden. Doch auch das war ihr nicht mehr vergönnt gewesen. Und so hatten sie kurz vor dem rettenden Ausgang die Kräfte verlassen. Wahrscheinlich ist sie letztlich in dem Müllberg erstickt. Die genaue Todesursache ließ sich nicht mehr klären.

Die Stadt hat noch eine ganze Weile Angehörige gesucht, meines Wissens aber keine mehr gefunden. So fand die arme Seele dann auf Kosten der Stadtverwaltung ihre letzte Ruhe auf einem Münchner Friedhof. Solche traurigen Geschichten erleben wir leider immer wieder. Kein Mensch hat es verdient, so trostlos, so allein und unter derart unwürdigen Umständen zu leben und zu sterben. Ein Großstadtschicksal, wie es seit Jahren immer öfter zu erleben ist. Auch die Zahl der Wohnungsöffnungen steigt zunehmend. Das ist wohl der Preis der Anonymität.

Laterna magica

Ich liebe die Berge, verbringe fast jeden Urlaub mit meiner Familie dort. Egal, ob in Bayern, Österreich oder Südtirol – ich kenne die tollsten Routen und kann mir keinen schöneren Platz auf Erden vorstellen. Darum traf es mich auch wie ein Blitz, als mich in einer warmen Sommernacht kurz nach Mitternacht folgender Anruf einer jungen Frau erreichte.

»Die Feuerwehr. Der Rettungsdienst. Grüß Gott!«

»Sonnleitner. Grüß Gott. Ich sitze gerade daheim am Internet und wollte mir über die Live-Webcam eine Hütte im Stubaital anschauen. Wir wollten da morgen auf unserer Bergtour eigentlich einkehren. Aber das wird wohl nichts. Ich glaube, die Hütte brennt!«

Oh nein! Vor meinem inneren Auge erhob sich der berühmte Stubaier Gletscher. Eine wunderbare Kulisse für den Höhenweg, auf dem man durch die grandiose Tiroler Bergwelt von Hütte zu Hütte wandern kann. Die Anruferin nannte den Namen eines schönen alten Berghauses, das im Sommer bewirtschaftet wird und Wanderer auch über Nacht beherbergt.

Die Finger flogen über die Tasten. Na, mach schon, Internet. Binnen Sekunden waren auch wir mit der angegebenen Live-Webcam verbunden. Und tatsächlich! Kein Irrtum: Vor dem dunklen Berghimmel brannte die Hütte. Erste Maßnahme: Über die Kontaktdaten auf der Internetseite riefen wir sofort dort oben an, um wenigstens den Wirt und seine Gäste auf die Gefahr aufmerksam zu machen – falls nicht eh schon alle aus dem Haus gerannt waren. Der Ruf ging jedoch ins Leere. Niemand hob den Hörer ab.

Also riefen wir sofort in der zuständigen Landesleitstelle Tirol in Innsbruck an.

Der Kollege dort reagierte überrascht. Bislang lag ihm nämlich keine Brandmeldung vor. Komisch.

Auch er loggte sich nun in die Webcam ein. Ich sah ihn förmlich vom Sitz springen: »Ja, leck mi doch am Oasch!« Und ich musste unwillkürlich grinsen. Warum klingen bei den Österreichern selbst die Flüche noch charmant?
Der Innsbrucker Kollege alarmierte schnell die Feuerwehr und auch die in der Nähe gelegene Schutzhütte der Bergwacht, die in jener Nacht ebenfalls besetzt war. Binnen zwei Minuten hatten wir die gesamten Stubaier Bergrettungskräfte in Alarmzustand versetzt.
In den nächsten Minuten saß ich ziemlich angespannt vor dem Bildschirm, konnte meinen Blick nicht von der Webcam lösen und musste tatenlos mitansehen, wie das Berghaus immer weiterbrannte.
Bis der Rückruf der Tiroler kam. Und da entschlüpfte auch mir dann ein allerdings tiefbayerischer Fluch. Ebenfalls vor lauter Überraschung. In der Hütte war nämlich alles in bester Ordnung. Kein Brand, kein Rauch, nur nächtlicher Bergfriede und ein verschlafener Hüttenwirt, den die Bergwacht aus dem Tiefschlaf geholt hatte. Die Webcam hatte uns alle hereingelegt. Ein Einstellungsfehler an der Kamera hatte der Hütte einen Strahlenkranz verpasst, der täuschend echt wie eine Flammenwand aussah. Verdammte Technik.
Der Vollständigkeit halber rief ich noch Frau Sonnleitner zurück und teilte ihr mit, dass sie die Hütte wieder in ihr Tourenprogramm aufnehmen könne. »Das ist ja toll. Wie haben Sie das denn gemacht?«, flötete sie begeistert und ich fühlte mich durchaus ein bisschen geschmeichelt.
Etwas später wurde mein Webcam-Fenster dunkel. Die Tiroler Variante der »Laterna magica« war soeben abgeschaltet worden.

Der Test

Wie holt sich ein Mensch Hilfe, der nicht hören und darum auch nicht sprechen kann? In München leben einige Tausend Gehörlose, die rund um die Uhr die Möglichkeit haben, sich über dic Notrufnummer 112 bei uns per SMS oder Fax zu melden, wenn sie einen Arzt, den Rettungsdienst oder die Feuerwehr benötigen. Notrufe dieser Art kommen nicht sehr oft vor. Doch damit rechnen müssen wir natürlich immer. An einem Sommermorgen um 7.15 Uhr – eine Viertelstunde nach der Ablösung der Nachtschicht – war es so weit. Die Computerstimme las laut eine Notruf-SMS vor. Sie bestand nur aus vier Worten und löste auf der Stelle hektische Betriebsamkeit aus: »Dies ist ein Notfall!« Kein Name, keine Adresse, keine nähere Beschreibung des Notfalls. Ganz schlecht.

Wir riefen zurück. Wahrscheinlich sinnlos bei einem Menschen, der möglicherweise weder hören noch sprechen kann, aber doch immerhin einen Versuch wert. Vielleicht war er oder sie ja nicht allein. Wir ließen es mehrfach lange läuten, doch niemand hob ab. Die Ortung ergab, dass der Notruf vom Stadtrand kam. Zu ungenau. Also Rückverfolgung der Telefonnummer mithilfe des Providers und der Polizei, die uns wenige Minuten später den Namen und eine dazugehörende Festnetznummer mitteilte. Ein Allerweltsname, auf den wir zunächst gar nicht reagierten, obwohl wir einen Kollegen dieses Namens in unseren eigenen Reihen haben. Das Naheliegende übersieht man eben leicht. Wir riefen also sofort dort an. Es meldete sich eine Frau. Und dann der Schock: Es war tatsächlich die Frau unseres Kollegen Peter, Teamleiter der Nachtschicht! Er wohnt im Raum Augsburg und hatte erst wenige Minuten zuvor das Gelände unserer Wache verlassen – auf dem Motorrad! Er musste ein wirklich schwerwiegendes Problem haben, vielleicht sogar einen schweren Unfall erlitten haben. Aber wieso hatte er eine SMS geschickt und nicht angerufen? Und wieso ging er nicht mehr an sein Handy?

Fast bereute ich den Anruf schon. Es muss schrecklich für die Ehefrau gewesen sein, in völliger Ungewissheit auf ein Lebenszeichen ihres möglicherweise verunglückten Ehemannes warten zu müssen.
Weder uns noch der Polizei war in den letzten Minuten ein Motorradunfall gemeldet worden. Auf der Karte versuchten wir nachzuvollziehen, welchen Weg Peter genommen haben müsste. Konnte er unbemerkt in ein Waldstück, in einen Fluss, in eine Baustelle gestürzt sein und dort hilflos liegen? Eine zweite Ortung ergab gegenüber dem ersten Standort eine Abweichung von 15 Kilometern, nunmehr außerhalb des Stadtgebiets in Richtung Augsburg. Also schien er doch noch unterwegs zu sein. Was war denn nur los bei ihm? Als wir gerade erneut die Polizei einschalten wollten, kam ein Anruf: Peter! Sehr lebendig, bestens gelaunt und total erstaunt: »Was ist denn los? Ich habe ungefähr zehn Anrufe von euch auf dem Handy.«
Des Rätsels Lösung lag so nahe, dass keiner von uns darauf gekommen war. Es war ein Test gewesen, mit der Peter in seiner Nachtschicht herausfinden wollte, wie lange solch eine Notruf-SMS zu uns braucht. Er hatte sie gegen 6.30 Uhr selbst geschrieben und von seinem Handy abgeschickt. Wie das mit SMS dann so ist: Manchmal taumeln sie aus unerfindlichen Gründen ziellos durch Zeit und Raum und kommen, wann sie wollen. In der Zwischenzeit hatte Peter plötzlich so viel zu tun gehabt, dass er seinen Test völlig vergessen hatte und nach Dienstschluss um 7 Uhr heimfuhr, ohne die Kollegen zu informieren. Als die SMS dann schließlich doch noch bei uns eintraf, saß er schon längst auf seinem Motorrad. Und damit war das Notrufrätsel dann perfekt.
Und wir hatten mal wieder etwas dazugelernt. Jegliche Tests mit derart kryptisch- dramatischem Inhalt stehen bei uns seither auf dem Index. Zudem war es der klare Beweis, dass die SMS als Notrufmittel nicht besonders zuverlässig ist. Gehörlosen Menschen raten wir ohnehin, sich nach Möglichkeit im Falle eines Notfalls Unterstützung bei Nachbarn, Kollegen oder Passanten zu holen.

Zum Abschluss der ganzen Aktion haben wir alle zusammen in der Woche darauf locker vier Kilogramm Leberkäse verdrückt – selbstverständlich auf Kosten unseres Profitesters.

Die Last mit der Lust

Mich zu beeindrucken ist nicht so leicht, denn ich habe schon viel gesehen und gehört. Und eigentlich wundere ich mich schon lange über nichts mehr. Schon gar nicht über das, was Männer mit Frauen, Frauen mit Frauen und Männer mit Männern im stillen Kämmerlein oder sonst wo so alles treiben. Solange es allen Spaß macht – bitte sehr. Hin und wieder allerdings findet die Leidenschaft ein jähes Ende im Rettungswagen. Und dann wird's halt pikant. Und es wäre eine glatte Lüge, wenn ich behaupten würde, dass wir uns nicht hier und da mal königlich amüsieren über die vielfältigen Tücken der Lust. Im Laufe der Jahre ist so eine hübsche Anekdotensammlung zusammengekommen, an die wir uns in heiteren Stunden immer mal wieder gern erinnern. Wie zum Beispiel an diesen Fall hier, der unglaublich klingt, sich aber tatsächlich genau so zugetragen hat.

Die Melkmaschine

Notruf von einem Bauernhof in einer ländlichen Gemeinde im Münchner Umland – gerade eben noch unser Zuständigkeitsbereich. Ein Mann.

»Kommen Sie schnell! Es ist was passiert!«

»Was ist denn passiert?«

»Ja, kommen Sie halt. Dann werden Sie schon sehen!«

»Geht das bitte etwas genauer?«

»Er blutet halt.«

»Wer blutet?«

»Mein Sohn.«

»Wo denn?«

»Na ja, im Kuhstall eben ...«

Oh Mann! Was hat der Typ eigentlich für ein Problem? Trotz mehrfachen inquisitorischen Nachfragens ist der Landwirt zu keiner konkreteren Schilderung zu bewegen. Er könnte schon, aber er will nicht. Das ist ganz offensichtlich. Und plötzlich habe ich eine ungefähre Ahnung, in welche Richtung dieser Einsatz gehen könnte. Was sich in manchen Kuhställen abspielt, können wir Nichteingeweihten uns gemeinhin gar nicht vorstellen. Nur hat es selten derart gravierende Folgen.

Eine Rettungswagenbesatzung fährt also los – vorerst mit dem Meldebild »Verletzt« und meinem Zusatz »unklar«. Mehr kann ich den Kollegen momentan nicht bieten. Aber ich bin gespannt auf die Rückmeldung, und die lässt dann auch nicht lange auf sich warten. Die Kollegen fordern nämlich gleich nach ihrer Ankunft den Notarzt nach. Und meine Ahnung bestätigt sich auf ziemlich drastische Weise.

Im Kuhstall treffen die Kollegen nämlich auf den 32-jährigen Jungbauern, der so weiß wie ein Glas Milch in der Melkkammer hockt, sich unter großen Schmerzen ein mittlerweile blutgetränktes Handtuch gegen den entblößten Unterleib presst und stöhnt. »Scheiß Maschine ...« Die Kollegen riskieren einen Blick auf das Desaster unter dem Handtuch und die Sache ist klar. Mangels Bäuerin hat sich der Bedauernswerte nach dem Melken ein erotisches Rendezvous mit der Melkmaschine gegönnt. Die Begegnung mit der allzu heftig eingestellten Sogwirkung im engen Zitzenbecher endete allerdings mit einer massiv blutenden, ziemlich üblen Risswunde. Und zwar an empfindlichster und bekanntlich bestens durchbluteter Stelle. Autsch! So was muss zumindest unter örtlicher Betäubung genäht werden, wenn es ohne störende Spätfolgen heilen soll.

Wegen des hohen Blutverlustes und der notwendigen Schmerztherapie wird sofort der Notarzt gebraucht.

Als ob das alles noch nicht peinlich genug wäre, führt sich der Vater (54) auch noch wie der Rotz am Ärmel auf. Die gesamte Erstversorgung wird begleitet von seinen wilden Verwünschungen, die selbst dann noch weitergehen, als die Kollegen den personifizierten Sündenfall schnellstens in den Rettungswagen laden und die Türen zuschlagen. Sogar da hört man den Vater draußen noch herumschreien: »Jawohl, schafft ihn mir aus den Augen und bringt ihn mir bloß nicht mehr zurück. Schämen muss man sich auf seinem eigenen Hof! So ein Ferkel! Saukerl! Eine Schweinerei, ein Saustall ist das! Das eigene Fleisch und Blut! Eine Schande ist das …«

Tja, was soll man dazu sagen? Doch die Geschichte geht noch weiter. Am Nachmittag desselben Tages – diesmal kurz vor dem Melken – kommt ein zweiter Notruf vom Bauernhof. Dieselbe Einsatzadresse, aber ein neuer Patient. Diesmal ist es der Vater, dieser Erfinder und Hüter der Moral. Und zwar mit genau der gleichen Verletzung. Wieder ist die teuflische Melkmaschine die Ursache gewesen. Der Bauer vermeidet während der ganzen Fahrt in die chirurgische Nothilfe – diesmal übrigens in Begleitung einer jungen, hübschen Notärztin – peinlichst jeden Blickkontakt und spricht kein einziges Wort. Ich wäre gern Mäuschen gewesen bei der nächsten Begegnung zwischen Vater und Sohn.

Schadenfreude wäre sicher das falsche Wort. Aber manchmal ist das Leben eben doch ein ganz klein bisschen gerecht.

Das Qualitätsprodukt

Über was unterhält man sich mit einer Frau, in deren Innerstem ein Vibrator unaufhörlich seine Runden dreht? Eine schwierige Frage, die die Ärzte und eine resolute Schwester schließlich mit Bravour gelöst haben. Ein Fall, über den wir auch heute noch schmunzeln – natürlich nur, weil am Ende ein Happy End ohne schwere gesundheitliche Folgen stand. Sonst wär es ja auch nicht lustig.

Anruf mitten in der Nacht bei uns in der Integrierten Leitstelle, wiederum ein Mann:

»Guten Abend, Schmitz mein Name. Meine Frau hat ein Problem …«

»Was denn für ein Problem?«

»Sie blutet ziemlich … unterwärts.«

»Also hat sie ein gynäkologisches Problem? Ist Ihre Frau schwanger?«
»Nein, nein! Eher ganz im Gegenteil! Es ist, ja also, es ist ein Vibrator, den wir nicht mehr rauskriegen. Wenn Sie verstehen …«
»Oh! Ich verstehe. Also doch ein gynäkologisches Problem?«
»Neiiin! Nein, eben nicht.« Er ringt nach Worten und Fassung. Und fährt tapfer fort: »Es ist nämlich so, dass der Vibrator nicht da ist, wo er eigentlich hingehört. Verstehen Sie?«
Na klar, Mann. Ich bin doch nicht blöd. Und noch dazu bin ich erwachsen. Ich lasse ihn einfach weiterreden.
»Und jetzt bringt sie das Ding eben nicht mehr raus. Wir haben es versucht, aber jetzt ist sie so wund, dass überhaupt nichts mehr geht. Ach, ich weiß auch nicht. Es ist eine saublöde Situation …«
»Ist der Vibrator noch an?«
»Und wie. Höchste Stufe …«, antwortet Herr Schmitz und ich sehe ihn förmlich dasitzen auf der Bettkante, ratlos, mutlos und verlegen. Jetzt bloß nicht grinsen. Das überträgt sich nämlich am Telefon auf das Gegenüber. Zudem besteht allmählich akute Lachkrampfgefahr. Und das geht natürlich gar nicht.
»Okay, Herr Schmitz. Ich schicke Ihrer Frau jetzt einen Rettungswagen. Machen Sie und Ihre Frau jetzt nichts mehr. Alles Weitere überlassen Sie besser dem Doktor.«
Was für ein Meldebild soll ich da jetzt eingeben? Ich entscheide mich für die ungeschminkte, hässliche Wahrheit: »Sonstiger Notfall« – mit dem Zusatz »Vibrator in Rektum«. Damit die Rettungswagenbesatzung auch schon mal eine kleine Vorfreude hat.
Die Fahrt in die Klinik verläuft eher wortkarg. Der Rettungsassistent und die Patientin Schmitz bemühen sich um Normalität. Aber mit dem ständig präsenten Surren im Bauch ist natürlich überhaupt nichts mehr normal. Alle Konversationsversuche ersticken jedenfalls im Keim. Ein Versuch: »Haben Sie Schmerzen?«
»Nein, nein. Geht schon. Danke …«
Und dann die Patientin: »Wie viel Uhr ist es eigentlich?«
»Kurz nach drei Uhr.«
»Oh, schon so spät …«

Eine absurde Situation und alle sind heilfroh, als endlich die Klinik in Sichtweite kommt.
Gut, ich gebe es zu: Ich war neugierig. Ich habe später in der Ambulanz angerufen, weil ich wissen wollte, wie dieses Problem gelöst wurde. Der Chirurg war relativ schnell am Ende mit seinen Möglichkeiten. Weil Frau Schmitz nun über Schmerzen klagte, entschied er sich für die radikale Variante: »Also, ich mache dann jetzt den Bauch auf!« Frau Schmitz brach umgehend in Tränen aus.
Aber es nahte Rettung, und zwar in Gestalt der erfahrenen, mit allen Wassern gewaschenen Oberschwester. Sie nämlich schlug vor, vor dem operativen Eingriff noch den diensthabenden Gynäkologen um Rat zu fragen. Dieser Spezialist ist es schließlich gewohnt, auf – sagen wir mal – engstem Raum zu arbeiten, und hat für Probleme dieser Art auch die entsprechenden Instrumente.
Zehn Minuten musste die arme Frau Schmitz noch die Zähne zusammenbeißen. Dann kam das immer noch vergnügt surrende, lilafarbene Corpus Delicti wieder zum Vorschein. Die Batterie hat bis zum Ende durchgehalten. Ohne Frage ein Qualitätsprodukt. Frau Schmitz wollte das Ding trotzdem nicht wieder mit nach Hause nehmen.

Ich erinnere mich auch immer wieder gern an einen Mann, der sich mit einem wahrlich schmerzhaften Problem an uns wandte. In seinem Innersten steckte nämlich – unerreichbar für ihn – ein abgebrochener Klobürstenstiel. Er erzählte uns eine vogelwilde Geschichte, wie er beim Duschen auf der Seife ausgerutscht und aus der Wanne gefallen sei, bedauerlicherweise mit dem Hinterteil voran eben direkt auf besagte Klobürste. Ein bisschen viel Zufall. Diese lächerliche Geschichte glaubte er wohl selbst nicht.
Der Arzt hörte sich den ganzen Blödsinn kommentarlos und still lächelnd an, befreite den Mann problemlos von dem störenden Objekt und stellte dem Patienten ganz zum Schluss nur eine einzige Frage: »Eines sollten Sie mir aber schon noch erklären: Wieso war der Bürstenstiel eigentlich eingeseift?«

Blaulichtparanoia

Soll ich Ihnen mal verraten, wie Sie die Disponenten der Integrierten Leitstelle gewaltig verärgern können?
Zünden Sie ein schönes, großes Osterfeuer an – aber sagen Sie uns vorher bloß nicht Bescheid. Planen Sie Dreharbeiten für eine Amokszene mit wilder Schießerei und möglichst vielen schreienden Menschen – natürlich ohne uns vorher darüber zu informieren. Veranstalten Sie eine große Feueralarmübung mit Hunderten Kindern – selbstverständlich ohne die Leitstelle Ihres Vertrauens einzuweihen. Das löst meist eine ganze Reihe von Notrufen von Augenzeugen aus, die diese Szenarien für einen Ernstfall halten. Daraufhin rückt die ganze Blaulichtarmada aus. Natürlich alles für die Katz. Das ist nun wirklich ärgerlich und wäre meistens so leicht zu vermeiden gewesen.
Zur Ehrenrettung der Institutionen, Vereine, Behörden und Firmen dieser Stadt sei gesagt: Die Verständigungskultur hat sich in den letzten Jahren stark gebessert. Auch wenn es zuweilen immer noch Missverständnisse gibt – speziell was die zeitlichen Abläufe betrifft. Diese Telefongespräche, zumeist mit Vorzimmerdamen oder den Verantwortlichen der Vereine, hören sich dann beispielsweise so an:
»Grüß Gott. Ich wollte Ihnen nur mitteilen, dass wir übermorgen um elf Uhr in unserem Bankinstitut unsere Notstromaggregate testen werden.«
Schön zu wissen. Dieselbetriebene Notstromaggregate machen nämlich Lärm, rauchen und können Stromschwankungen verursachen, die wiederum Fehlalarme im Brandmelde- und Schließsystem auslösen können. Diese würden dann vielleicht als Alarm bei uns auflaufen. Ähnliche Situationen könnte man sich in Krankenhäusern, Theatern, Behörden, Hotels, Brauereien, Museen, Filmstudios, Großlaboren, Kaufhäusern, Rechenzentren, unterirdischen Bahnhöfen usw. vorstellen. Notstromaggregate haben aber auch noch eine

weitere Eigenschaft. Sie qualmen kräftig und rufen zuweilen aufmerksame Bürger auf den Plan, die in Verkennung der Lage einen Brand melden.

Ich bin der Firmenmitarbeiterin also durchaus dankbar für ihre Ankündigung. Nur: Die Meldung kommt viel zu früh. Also sage ich: »Würden Sie uns das bitte noch einmal übermorgen kurz vor Beginn der Übung mitteilen?«

»Aber wieso denn? Ich habe es Ihnen doch jetzt gesagt und Sie könnten es sich doch notieren, oder nicht?«

Könnte ich schon. Macht aber überhaupt keinen Sinn. In zwei Tagen fließt noch so viel Wasser die Isar hinunter. Die Übung könnte verschoben, im Ablauf verändert oder auch abgesagt werden. Und dann gibt es noch ein weiteres, weitaus gravierendes Problem: Woher weiß ich, dass diese Anruferin wirklich die Sekretärin der Bank ist? Wer garantiert mir, dass es sich tatsächlich nur um eine Übung und nicht um die raffinierte Vorbereitung zu einem groß angelegten Bankraub oder gar einen Anschlag handelt? Das kann ich der Frau in dieser Offenheit natürlich nicht sagen. Und so legt diese Dame ziemlich angefressen auf – nicht ohne mir noch einen kleinen schnippischen Nachsatz hinterhergeworfen zu haben: »Tja wenn Sie's schwierig haben wollen. Bitte sehr. Ruf ich halt übermorgen noch mal an …« Und ich würde darauf wetten, dass sie nach dem Auflegen laut »Blödmann!« gerufen hat.

Nichts für ungut, bitte. Das ist keine Schikane. Es ist nur das gesunde Misstrauen der Disponenten der Integrierten Leitstelle, denen man eingebläut hat, die Kontrolle grundsätzlich über das Vertrauen zu stellen. Außer der Polizei (sofern sie über die interne Leitung kommt) und den uns bekannten Wartungsmonteuren von Brandmeldeanlagen (die ein bei uns hinterlegtes Codewort haben) vertraue ich grundsätzlich niemandem. Nicht weil ich ein misstrauischer Uhu bin, sondern weil unsere Abläufe es nun mal nicht anders vorsehen.

Nahezu täglich und immer erst wenige Minuten bevor in München technische Probeläufe, Dreharbeiten oder Räumungsübungen stattfinden, werden Uhrzeit, Umfang und Adresse für alle Disponenten

dokumentiert. Je nach Umfang werden diese Daten für alle sichtbar auf die große Leinwand projiziert. Sollte dann ein Notruf mit der gleichen Adressangabe eingehen, erkennt das System sofort den Zusammenhang. Andernfalls – und wenn es auch nur um die Ecke wäre – wird der Zusammenhang in unserer Dokumentation nicht erkannt.
Extrem wachsam sind wir dabei immer. Es wäre doch denkbar, dass in der Nachbarschaft zu einem angekündigten Osterfeuer rein zufällig plötzlich auch noch ein Wohnungsbrand ausbricht. Oder ein Brandstifter das Osterfeuer als Inspiration begreift und in der Nähe gleich noch eine Scheune anzündet. Das ist schließlich alles schon da gewesen.
Oft sind die Meldungen auch sehr ungenau. Was soll ich zum Beispiel anfangen mit folgender (übrigens häufiger vorkommendem) sehr vagen Beschreibung:
»Ich fahre gerade auf der Autobahn und sehe in der Ferne Feuerschein.« Ist das jetzt das gemeldete Osterfeuer? Oder doch ein zweiter Brand? Bei den geringsten Zweifeln schicken wir deshalb immer ein Fahrzeug zur Erkundung los – selbst auf die Gefahr hin, milde belächelt zu werden.
Nennt es übertriebene Vorsicht. Von mir aus sogar Blaulichtparanoia. Unsere Paranoia hat manchem von euch da draußen auf jeden Fall schon das Leben, Haus und Hof gerettet.

Oktoberfest

Es gibt zwei Wochen in jedem Herbst – da kann man mit mir nicht rechnen. Da sage ich jede Einladung, jeden Wochenendausflug, jede Freizeitbeschäftigung ab. Denn da laufen wir auf Hochtouren. Es ist das Oktoberfest, das nicht nur uns in der Integrierten Leitstelle, sondern der gesamten Münchner Feuerwehr, dem Bayerischen Roten Kreuz und auch allen Hilfsorganisationen und privaten Rettungsdiensten Höchstleistungen abverlangt. Nicht weil da jedes Jahr aufs Neue das totale Chaos ausbricht. Sondern weil wir darauf vorbereitet sein müssen, dass das Chaos ausbrechen könnte. Brände, Terror, Sturm, Explosion, Massenpanik, Stromausfall, Unfälle in den Fahrgeschäften – es gibt kein Szenario, das wir nicht zumindest gedanklich bis in die Details durchgespielt haben. Schließlich erwarten wir Besuch. Unglaubliche Mengen Besucher aus der ganzen Welt!

An den Spitzentagen tummeln sich auf der Münchner Theresienwiese bis zu 400.000 Menschen. Das kommt in etwa der Bevölkerung einer mittelgroßen deutschen Stadt wie Bochum gleich. Das größte Volksfest der Welt spielt sich jedoch auf einer Fläche von lediglich 31 Hektar ab. Das entspricht gerade mal der Größe von rund 40 Fußballfeldern. Und auf dieser Fläche stehen neben all den Menschen noch 14 große und 15 kleine Festzelte, zirka 120 Schaustellerbetriebe und 80 Fahrgeschäfte. Wenn das gut gehen soll, muss man planen, schon lange Zeit vorher.

Nach der Wiesn ist somit vor der Wiesn. Das ist das Motto aller an der Wiesn beteiligten Behörden und Organisationen. Und so vergeht auch für uns übers Jahr kaum ein Tag, an dem wir nicht für das nächste Oktoberfest planen. Sämtliche Dienstpläne, die gesamte Personalplanung und die Besetzungen der Wachen richten sich an diesem Ereignis aus. Speziell am sogenannten Italiener-Wochenende, an dem unsere fröhlichen Nachbarn zu Zehntausenden über den Brenner kommen und die Wiesn in die »Festa alle birra« verwandeln. Da sind

wir dann heilfroh, wenn unsere Kollegen aus Bozen/Südtirol uns unterstützen und die Verständigung mit ihrer Hilfe ein wenig einfacher wird. Uns wäre es mittlerweile sehr recht, wenn sie die gesamten 16 Wiesn-Tage an unserer Seite wären. Einer von ihnen fährt immer auf den ausrückenden Fahrzeugen unserer Wache mit, die sehr nahe am Oktoberfestgelände liegt. Das hat sich beispielsweise einmal bewährt, als ein sturzbetrunkener Italiener von der Brücke eines S-Bahnhofes stürzte und schwer verletzt unten liegen blieb. Da er noch bei Bewusstsein war, konnte der Bozener Kollege der Münchner Notärztin gleich mit seiner fachkundigen Übersetzung dienen.
An den Oktoberfesttagen bescheren uns die Gäste aus München, Bayern und dem Rest der Welt zu den durchschnittlich täglich 1300 Einsatznummern weitere 600. Der weitaus größte Teil steht natürlich im direkten Zusammenhang mit der fatalen Wirkung der im Übermaß genossenen hervorragenden Münchner Biere. An den Spitzentagen kommen wir manchmal auf bis zu 2400 Einsatznummern. Unser Glück ist, dass auf der Theresienwiese im Jahr 2004 der alte, aus Baracken und Zirkuswagen bestehende Behördenhof durch ein modernes Servicezentrum ersetzt wurde. Die kuschelige Wiesn-Romantik im Behördenhof war damit zwar dahin, doch mit Romantik hat das Oktoberfest für die Einsatzkräfte schon lange nichts mehr zu tun. In den neuen Räumen sind neben Polizei und Tourismusamt auch die zwölf Mann starke Brandsicherheitswache, unsere Notarzt-Einsatzfahrzeuge und die Sanitätsstation untergebracht, die unabhängig von uns vom Bayerischen Roten Kreuz betrieben wird. Je nach Sicherheitsstufe und des zu erwartenden Besucherandrangs sind zwischen einem und vier Notarzteinsatzfahrzeuge sowie Rettungs- und Krankenwagen vor Ort. In der vollausgestatteten Krankenstation gibt es auch einen kleinen Operationsraum, in dem zur Wiesnzeit fast rund um die Uhr genäht, geklammert, verpflastert, verbunden und nebenan auch ausgenüchtert wird. Das hat zuweilen eine Feldlazarettatmosphäre, die sich das Feiervolk jenseits des Zaunes gar nicht vorstellen kann. Ich habe mit eigenen Augen gesehen, wie fünf Ärzte und Helfer mit größter Mühe eine zarte Italienerin

bändigen mussten, die im Vollrausch wie am Spieß schrie – nur wegen einer kleinen Schnittwunde.
Wer es aus eigener Kraft ins Sanitätszentrum und später auch wieder zurück schafft, taucht in der Statistik der Integrierten Leitstelle gar nicht auf. Wohl aber alle, die im Vollrausch noch auf dem Oktoberfest, daheim oder in der Kneipe ohnmächtig vom Schemel rutschen, vor Autos rennen oder einfach auf der Straße einschlafen. Auf dem berüchtigten Kotzhügel hinter den Zelten (in München auch »Speib-Buckel« genannt) spielen sich zuweilen Szenen ab, die wahrlich nichts für zarte Gemüter sind. Wenn es gut geht, stehen die Alkoholopfer irgendwann allein wieder auf und wanken heim. Andere dagegen landen direkt im Krankenhaus. Und manche auch auf der Intensivstation. Einen wirklich tragischen Fall erlebte während der letzten Wiesn unser Pressechef, der an diesem Abend beruflich mit Münchner Reportern auf der Wiesn gewesen war. Auf dem Heimweg stürzte ihm nahe des Oktoberfest-Haupteingangs gegen 23 Uhr plötzlich ein kräftiger Bursche direkt vor die Füße. Der junge Mann hatte noch nicht mal mehr den Versuch gemacht, sich mit den Händen abzustützen, und schlug daher mit dem Kopf voran voll auf dem Asphalt auf. Das gab ein Geräusch wie eine platzende Melone, die aus größerer Höhe herabfällt. Jeder Feuerwehrmann weiß, was das bedeutet: Schädelbruch! Bewusstlos und blutüberströmt, blieb er liegen, umringt von grölenden Betrunkenen, die ihn mit Gewalt wieder auf die Füße zerren wollten. Unser Kollege drehte ihn in die Seitenlage, überwachte seine Atmung und wies Passanten an: »Rufen Sie sofort die 112 an!« Einer Frau wurde dabei von Betrunkenen einfach das Handy aus der Hand geschlagen.
Der vormals völlig gesunde und lebensfrohe Mann (32) lag danach wochenlang auf der neurologischen Intensivstation. Er war so betrunken gewesen, dass selbst elementarste Reflexe seines Körpers nicht mehr funktionierten. Er hatte bereits im Laufen Erbrochenes so tief eingeatmet, dass er daran beinahe erstickt wäre. Aufgrund der minutenlangen Sauerstoffunterversorgung und einer schweren Hirn-

blutung wird er wahrscheinlich lebenslang mit den Folgeschäden zu kämpfen haben.
Auch die vielen Schlägereien enden zuweilen höchst dramatisch. Vor allem dann, wenn sich Männer (und zuweilen auch Frauen) im Streit die schweren Maßkrüge auf die Köpfe schlagen oder die Krüge einfach in die Menge werfen. Selbst einen Kollegen hat es schon schwer getroffen. In einem Zelt traf ihn ein Maßkrug am Kopf. In der Folge verlor er seinen Geruchssinn und war damit für den Branddienst untauglich.
Technische Unfälle geschehen übrigens eher selten. Der wohl folgenschwerste Unfall ereignete sich am 30. September 1996, als auf einer Achterbahn während der Fahrt zwei Wagen zusammenprallten. Dabei gab es 26 zum Teil Schwerverletzte, die wir mit Knochenbrüchen, Rückenverletzungen und schweren Schocks aus großer Höhe retten mussten. Mit Leitern stiegen die Kollegen damals auf die Achterbahn und trugen die Verletzten vorsichtig nach unten. In der Folge dieses Unfalls beschloss man, für solche Fälle eine sogenannte Hubrettungsbühne zu beschaffen. Das ist unser größtes, höchstes und teuerstes Rettungsgerät mit einer Arbeitsplattform, die sich bis auf 53 Meter Rettungshöhe ausfahren lässt. Auf dem Oktoberfest gibt es zwar noch höhere Fahrgeschäfte wie zum Beispiel Power Tower (66 Meter), Rocket (55 Meter) oder Star Flyer (55 Meter). Diese Fahrgeschäfte lassen sich im Notfall aber alle manuell nach unten fahren. Während der Öffnungszeiten dieser Megafahrgeschäfte wird unsere Hubrettungsbühne darum jeden Tag von der Feuerwache 9 im Osten der Stadt auf unsere Feuerwache 3 nahe der Wiesn verlegt. Auch unsere Höhenretter halten sich übrigens an allen 16 Oktoberfest-Tagen auf der Feuerwache 4 im Stadtteil Schwabing bereit.
Schon während der Aufbauzeit und während des gesamten Oktoberfestes sind unsere Kollegen von der Abteilung Einsatzvorbeugung auf dem Festplatz unterwegs. Und zwar auf, über und hinter der Wiesn. An jedem Festzelt, jedem Karussell, jeder Souvenir- und Mandelbude. Ihr Ziel: Gefahrenquellen zu erkennen und auszuschalten, bevor etwas passiert.

Schon ein Kern von wenigen Hundert Menschen genügt beispielsweise, um eine Massenpanik auszulösen. Das haben wir mal sehr eindrucksvoll auf Kameraaufzeichnungen verfolgen können. Zum Zeitpunkt des Reservierungswechsels um 17.30 Uhr strömten Hunderte Wiesn-Gäste gleichzeitig aus dem Zelt und kollidierten zwangsläufig mit der Kloschlange vor der bereits gut besuchten Toilettenanlage im Biergarten. Die Folge: Die Kloschlange wurde einfach überrannt, niemand kam mehr vor oder zurück. Im engen Gang entwickelte sich ein gefährliches Gedränge, doch zum Glück ging gerade noch mal alles gut. Seitdem befinden sich an solchen neuralgischen Punkten keine Toiletten mehr.
Der Teufel steckt bekanntlich ja immer im Detail. Ein Rollcontainer im Eingang eines Festzeltes stellt an einem entspannten Montagnachmittag eigentlich kein Problem dar. An einem Samstag wäre jedoch genau dieser Container ein Problem. Ein Hindernis, das im Gedränge losgerissen werden, umkippen, auf Menschen stürzen und Panik auslösen könnte.
Die Kollegen haben in Absprache mit der Festleitung und den Wiesn-Wirten auch die Befugnis, ein Zelt früher öffnen oder auch sofort schließen zu lassen – wenn es angesichts des Gedränges notwendig sein sollte. Ersteres ist schon vorgekommen, nämlich immer dann, wenn das Partyvolk bereits am frühen Morgen einzelne Zelte regelrecht belagert hat. Auch das Wetter haben die Kollegen immer im Auge. Einsetzender Regen oder gar ein aufziehender Sturm bedeutet, dass die Ordnungskräfte die Zelte wegen des zu erwartenden Ansturms früher schließen müssen.
Auf die eng stehenden Wagenburgen der Schausteller haben unsere Kollegen ebenfalls immer ein Auge. Alle dort haben Gasflaschen an Bord – genauso wie die Würstlbuden und Mandelröster, die mit Flüssiggas arbeiten. Da müssen die Anschlüsse hundertprozentig fachgerecht verlegt sein. Das gilt natürlich auch für die Stromleitungen. Ein technischer Defekt in einem Backofen hat auf der Wiesn 2002 beispielsweise eines der schönsten kleinen Festzelte in Schutt und Asche gelegt und einen der größeren Brände in der Nachkriegsgeschichte

der Wiesn ausgelöst. Mit knapper Not verhinderten die Kollegen damals ein Übergreifen der Flammen auf das Nachbarzelt in nur 2,50 Meter Entfernung. Das ist der Grund, warum die Brandsicherheitswache zu Betriebszeiten auf der Wiesn und ansonsten auf der nahen Feuerwache 3 rund um die Uhr als Verstärkung im Dienst ist.

Auch die Rettungswege fallen in unsere Zuständigkeit. Breit genug müssen sie sein und sie dürfen niemals in Sackgassen enden. Der Zelt- und Standlaufbau wird ebenfalls genau dokumentiert – damit sich niemand heimlich ausbreitet. Dafür wird seit einigen Jahren jede Wiesn an drei verschiedenen Tagen von der Drehleiter herunter aus der Vogelperspektive fotografiert und jede Veränderung mit dem Urzustand verglichen. Schummeln und diskutieren zwecklos. Das heimlich angebaute Vordach, der reichlich groß geratene Biergarten, die schleichende Erweiterung eines Küchenbereiches – das kommt alles wieder weg. Und wenn der Wirt auch noch so sauer ist, die vorgeschriebenen Abstände zum Nachbarn müssen zwingend eingehalten werden.

Um sich niemals angreifbar zu machen, halten unsere Kollegen grundsätzlich professionelle Distanz zu Wirten und Schaustellern. Sie lassen sich zu nichts einladen und duzen sich auch mit fast niemandem. Kollege Peter umschreibt das immer so: »Ich kann, darf und will nicht Teil des Systems Wiesn sein. Ich will auch nicht der Peter sein. Ich bin der von der Feuerwehr. Fertig.«